E DAR-LHE-EI
A ESTRELA DA MANHÃ

José Luiz Kohler

E DAR-LHE-EI A ESTRELA DA MANHÃ

Coleção
NOVOS TALENTOS DA LITERATURA BRASILEIRA

novo século®

São Paulo, 2013

COORDENAÇÃO EDITORIAL Equipe Novo Século
PROJETO GRÁFICO E COMPOSIÇÃO Claudio Tito Braghini Junior
CAPA Monalisa Morato
PREPARAÇÃO Julian Guilherme F. Guimarães
REVISÃO Vera Ayres

Dados Internacionais de Catalogação na Publicação (CIP)
(Câmara Brasileira do Livro, SP, Brasil)

Kohler, José Luiz
E dar-lhe-ei a estrela da manhã / José Luiz Kohler. -- 1. ed. -- Barueri, SP : Novo Século Editora, 2013. -- (Coleção novos talentos da literatura brasileira)

1. Ficção brasileira I. Título. II. Série.

13-04016 CDD-869.93

Índices para catálogo sistemático:

1. Ficção : Literatura brasileira 869.93

2013
IMPRESSO NO BRASIL
PRINTED IN BRAZIL
DIREITOS CEDIDOS PARA ESTA EDIÇÃO À
NOVO SÉCULO EDITORA
Alameda Araguaia, 2190 - 11° andar
CEP 06455-000 - Barueri -SP
Tel. (11) 3699-7107 – Fax (11) 3699-7323
www.novoseculo.com.br
atendimento@novoseculo.com.br

Para Cibeli.

Deixai entrar a morte

Deixai entrar a Morte, a Iluminada,
A que vem pra mim, pra me levar.
Abri todas as portas par em par
Como asas a bater em revoada.

Que sou eu neste mundo? A deserdada,
A que prendeu nas mãos todo o luar,
A vida inteira, o sonho, a terra, o mar,
E que, ao abri-las, não encontrou nada!

Ó Mãe! Ó minha Mãe, pra que nasceste?
Entre agonias e em dores tamanhas,
Pra que foi, dize lá, que me trouxeste

Dentro de ti?... Pra que eu tivesse sido
Somente o fruto amargo das entranhas
Dum lírio que em má hora foi nascido!...

Florbela Espanca

Parte Um

Ritmados com a respiração, os movimentos de sofreguidão diluíram-se em uma gemência prolongada de prazer. E então a moça gorda e o homem velho enovelaram-se em um abraço úmido e quente, entrecortado pelos movimentos dos corpos sacudidos pela respiração, agora ofegante e ondulante em notas de delicada acidez e suor; então seu corpo manifestou novamente promessas de sedução no desamparo da nudez de ambos a escorrer por entre as pernas e pelos poros dilatados no semiescuro do quarto /*olhos cerrados, a morder lábios em meio a gemidos a vazarem pelos cantos da boca* /. Ouviram os ruídos de trancas abertas com mal disfarçado cuidado e de súbito os estalidos do mecanismo da porta repercutiram neles. Levantaram-se num esforço de acrobatas fatigados e esperaram por um instante que se prolongou com ranços de eternidade. O velho, temeroso, volatilizou-se numa incerteza nevoenta atirando-se pela janela, enquanto ela manteve-se amansada num estado de torpitude exausta.

Com minúsculas fissuras a testemunhar histórias remotas, cujo destino é o despercebimento inexorável no corpo metálico por falta de quem se importe com cicatrizes de metal, a chave girou num movimento tenso na tentativa vã de impor silêncio a todo o mecanismo de engrenagens e ferragens que ela atiçara para que a porta fosse aberta, numa insistência de lamentos metálicos recém-sonhados, como recém-sonhado o amor.

Acordada de sobressalto, pouco à vontade e com uma sensação imprecisa de mal-estar oprimindo a barriga, próximo ao púbis, algo a meio caminho entre uma cólica e a antecipação de expectativas excitantes, pôs-se a divagar, depois de espreguiçar-se demoradamente em torno de lembranças, tantas vezes revividas que já não alimentava certeza sobre a veracidade delas, como se a cada recordação se juntassem pequenas frações de memórias e ela reeditasse o mesmo drama sob roupagens levemente modificadas por remendos ora omitidos, ora espremidos até a essência da fibra crua em relação à reminiscência anterior. Os mesmos olhos tristes do pai – os meus olhos – pousaram sobre mim e já havia no rosto pontilhado de espinhas um meio sorriso de secreta admiração. Anteviam-se também, há pouco, os dentes amarelos a revelar expressões tímidas de aproximação; ocorreu-me a visão do cachorro, com pelo denso, pontudo e besuntado a grudar-me nas mãos, que estavam erguidas em transe passageiro até o horizonte do olhar à procura de não sei o quê, a catalogar impressões sobre o comportamento e o pelo do cão, e a revirar o rosto com tantos carrapatos gordos semeados no pelo, bolas de natal como as que o pai guardava na caixa de papelão: um pequeno sarcófago onde eram depositadas as exéquias do Natal passado e toda alegria de vê-las penduradas na arvoreta preparada pela mulher de pernas compridas e dedos finos, como os galhos em que enlaçavam as bolas ou adereços grávidos a balançarem-se no ritmo das passadas do animal, prontos a desprenderem-se, repletos de sangue, a semear gerações de carrapatinhos pacientes e famintos por todos os lugares pelos quais andássemos (e entre os dedos do pé um prurido inofensivo, mas persistente, a germinar o temor de um bicho-de-pé ou um carrapato insolente). Quando ele me olhou, muito tempo depois e após muitos carrapatos nascidos e mortos na azáfama da curta sobrevivência, seu olhar era de cansaço, daquele tipo de cansaço derrotado pela imutabilidade da condição presente, que não permite sequer sonhar mais, porque não há sonho de cão que perdure ao fim iminente. E apenas em reflexo sonolento, os olhos acompanharam o movimento arrastado dos passantes. Aos poucos, ele deitou a cabeça sobre as patas e exalou doloridamente um último suspiro, como a cumpliciar-se pela última vez com a vida, com o mundo, a quem oferecia um tanto de ar que entrava nele pela última vez e retornava à atmosfera compacta, quente, cruel, quase palpável na sua densidade derradeira, a trazer consigo naquela exalação sua alma. E então ele se foi, sem alarde ou sequer notado, um ponto minúsculo na história da gente e dos companheiros cães, fugaz nas lembranças e invocações de memória, enterrado na indiferença discreta do esquecimento. Para onde você foi? / *aproximação contida do pai, de permeio com perguntas bobas: "como vai?", "como?", "o quê?" – repertório frágil, a vasculhar minhas reações e a tentar esvaziar os sentidos dúbios das preocupações que povoavam minha cabeça feito insetos revoltos a escapar-me pela janela do olhar distraído, a ausentar-me em devaneios rápidos* /. Lembranças a imprimir uma vaga, mas palpável, preocupação adolescente no rosto espinhento de dentes amarelos e olhos tristes, os mesmos do pai, as bolas coloridas do natal, carrapatos prenhes de expectativas de alegrias, quebrando-se todas ao longo da caminhada. Nem sangue nem fetos vindos à luz, tão somente a superfície prateada do vazio.

O pai a sofrer daquela dor de coluna que lembramos, eu e o cão, pelo praguejar e insultos raivosos nas crises mais agudas (e os olhos mais tristes ainda) a atrapalhar-lhe o caminhar, o sentar, o defecar, o tossir, e a todo o resto, lançando sobre os olhos tristes um véu de dor que lhe retirava sumo da vida e o deixava revoltado com essa dor imensa. Se fosse quadrúpede, como escreveram num almanaque a propósito de lumbagos, nada disso lhe sucederia. Se ao menos fosse cristão praticante de fé no improvável, nada disso aconteceria, e ainda teria um bônus redentor a respeito da compreensão e resignação diante das provações e ditames divinos, de certo reconhecíveis e debitados das dores que temos de suportar todo dia. E a consciência a debater-se entre suprimir essa dor ou dar-lhe sentido. Uma dor com sentido não é menos dolorosa na sua angústia de existir e expressar-se. Castigo penoso o do pai, constringindo a coluna como a querer lhe partir ao meio, a respiração ruidosa / *nem ofegante nem resignado; com o fim, a respiração era um ponto minúsculo em volatilização na densidade de pelos que era o cão encolhido e os carrapatos a livrarem-se da escravidão da fome; e ele voltaria a dormir sem sonhos na morte* /, o arreganhar de dentes e o torcer do rosto, carrapato a sugar-lhe o tutano dos ossos, vergando-o sob o peso de uma dor presumivelmente injusta; e nem tossir, defecar, sentar, comer e todo o resto. Mal podendo pensar. Se ao menos um lenitivo, uma cataplasma de ervas, um quiroprático, qualquer coisa a distanciá-lo da dor, a dar-lhe um pouco de sossego / *cale a boca! O meu es-*

tômago em contorções a subirem-me na garganta em gangorra de exasperação /.

A chave encontrada sob o capacho roído da casa escolhida, prestes a tombar sob o peso do tempo, embora permeada por uma atmosfera de encanto remanescente do passado, em que caramanchões enroscaram-se nas pilastras que ladeiam a entrada e alastraram-se sobre uma treliça segura por dois fios coloridos. Guardada no bolso da camisa, um certo poder desprende-se da chave marcada de cicatrizes no corpo oxidado e queima-me o peito em ardumes passionais. O poder de abrir-me à desgraça sob o ranger enfadonho de molas da cama ou fechar-me para sempre, embotado pela suspeita, pela decepção / *eu a observar o rosto triste de minha filha, concentrado nos seus/meus olhos azuis embaçados de dor, submersos por lágrimas que não choramos, congenitamente tristes nós dois; seu rosto povoado por pústulas de acne, e nós a minimizarmos a feiura dessas espinhazinhas a lhe marcarem bochechas e testa; seus dentes alinhados naquele seu sorriso de nuances amarelas, desprovido de graça, a lembrar-me de algo, não fosse essa maldita dor nas costas /.* Prudência paternal, ao sair à procura de água, você deitada, submergida em sonhos, a chave a proteger-lhe de uns quantos saqueadores, ou o velho, no cio extemporâneo, em fechamentos ou aberturas de represamentos sanguíneos a encher-lhe e esvaziar-lhe de luxúrias.

Mesa disposta na simplicidade preguiçosa da menina, com talheres díspares distribuídos de modo aleatório sobre a superfície amarrotada de uma toalha irremediavelmente condenada por sujidades acumuladas, deitados próximos a pratos encardidos por incontáveis lavagens malfeitas, enodoados de gordura e crostas de algo que um dia foi alimento, um tártaro na brancura gasta dos pratos, antes brancos como dentes de leite, de enxoval, tão dedicadamente guardados por anos, imaginava ela, e agora expostos a refeições rápidas e limpezas mais rápidas ainda, trincados, lascados e sem harmonia.

Os talheres eram marcados por ranhuras de outros afazeres que não o de comer, usados à maneira de chaves de fenda, alavancas, martelos, armas; roídos pela fome daquela gente acostumada a mastigar rancores com legumes escassos, feito ruminantes, a empanturrar-se de lástimas mal contidas entre dentes, revividas sempre à hora das refeições, quando, baixadas as cabeças, bocas a rebolar bocados de ração, o silêncio oprimia e os fazia suar de aflição. Poucas refeições por pouca a comida, asfixiante o espaço e carente de cadeiras onde se pudesse sentar e comer como gente, tentavam esquecer-se um pouco da amargura cotidiana. Uma placa de cerâmica encontrada na rua, impressa com motivos florais de gosto tão incerto quanto antiquado, servia de apoio para a única panela de lata a fumegar das entranhas um aroma de favas recém-cozidas. E é o que teria para comer agora. Com sorte, haveria uma nacada de pão há dias largado num canto de um armário de madeira perfurada pela insistência de cupins igualmente famintos, para molhar no caldo de favas e iludir o nariz e os olhos com uma porção a mais de sustento necessário para esses dias de calor sem fim, a espantar exageros de aflição pelo velho. Pão cuja consistência esfarelada e recendendo a bosta mumificada misturava-se com a saliva espessa em mastigações intermináveis. E aquele caldo anêmico, quase homeopático de tão poucas favas a lhe emprestarem o nome, agredia o paladar com sua monotonia, misturado à ansiedade engolida a flutuar no estômago / *para onde foi o cachorro? Cansado sob o peso da fome, entregou-se à morte espichando o olhar até onde pudesse distrair a dor da cicatriz povoada de larvas; E era possível que um cão chorasse?* /. Colheradas subiam e desciam, intercaladas pelo ruído áspero da sucção do caldo em direção à boca de linhas delicadas a contornarem os lábios frisados de minúsculas riscas verticais, contraídos à espera do alimento trazido pela colher preocupada. Saliva, favas, pão a escoarem embolados em pasta agridoce até o estômago repleto de agonias e preocupações pelo velho. Precisando vê-lo, numa premência visceral, e lhe contar sobre a intenção que tinha de perdoá-lo e confessar o único amor de que dispunha e de que tinha ciência, na perspectiva de algo de que precisamos de vez em quando para oferecer ao outro, favas esparsas em meio a um caldo de indiferente sabor no sobe e desce da colher e do pomo da garganta /*cale a boca* / recortada de cicatrizes e a tremelicar. Poderia bem ser só uma paixão por aquele homem, ainda que nenhuma paixão resista tanto tempo sem transformar-se em amor ou subserviência e talvez fosse o caso desse seu amor, visto que só conhecia o amor do cão e havia uma subserviência no abanar de rabo do cachorro, não muito diferente do seu abanar de mãos e dardejar de olhos à espera de um afago do velho, cujas palavras eram açucaradas e confortavam sua desgraça / *a barriga achatada sob babados de pele murcha a saracotear sobre ela; a cama de molas arranjada às pressas de um encontro nupcial; os dois deitados, ele quase sobre ela, a lhe cobrir de suores e viscos e gemências, e a fincar-lhe o rosto com barba de arames farpados, e ela a lhe procurar os olhos, sentindo-lhe a mão em espirais úmidas de quê?* /. Ela não muito diferente do cachorro a abanar a cauda em deferência servil, olhos de pedinte por algo mais que não fosse apenas o reconhecimento, mas o manifesto de uma cumplicidade que os colocava, ambos, ela e o animal, num plano horizontal de paixões, desejos e necessidades repartidas, iguais; duas presenças a se reconhecerem na necessidade de imprimir no outro uma marca qualquer de sua existência, para que não fossem suprimidos mais rapidamente pela distração do que pelo esquecimento inevitável. Assim, quando o cachorro morreu tomado pelas bicheiras entrincheiradas nos recessos daquela cicatriz que trazia na cabeça, resultado de uma paulada ciumenta do pai; quando, depois de negociar um tantinho assim de éter obtido com o favor de uma felação num desses vagabundos que se moviam camuflados nas caravanas, aspergiu sobre a ferida do animal algumas gotas e esperou o desespero, vacilante no início e, logo em seguida, paralisante, das larvas de mosca. Catou-as uma a uma com sua pinça de arame, detendo o cachorro entre as pernas e contendo os movimentos da cabeça do animal com o antebraço apoiado sobre o pescoço ossudo. Trinta ou quarenta larvas retiradas com dedicação cirúrgica e depositadas sobre uma folha de lata retorcida; o riscar do fósforo e o vermelho do reflexo metálico misturaram-se com o vermelho da chama a lançar fumos para o céu; larvas cremadas, vaporizadas em odores de veneno na tarde que se derretia sobre a terra; o olhar do cachorro, entre agradecido e relutante / *e eu a me perguntar de onde vem esse olhar e sentindo meus olhos marejarem, como que os globos a boiarem numa superfície de visões leitosas a escorrerem pelo meu rosto em riscas aquosas e eu desatinada a me exigir complexas explicações sobre esse choro, se pelas larvas cremadas ou pelo cachorro ou por mim – o que poderia dar no mesmo, porque o nosso fim é o mesmo, larvas, gente, cães – e o cachorro arfando indagações caninas a me perscrutar, a inteirar-se da minha dor, que era também a dor dele naquele instante /.*

Desengonçada pelo peso e pela atrofia das pernas, a moça subiu a passos curtos e incertos, amparada por uma muleta de alumínio, a escadaria granitada de cinco lances de um hotel antiquíssimo, salpicada de manchas oleosas escuras e escorregadias, deslocando o ar ao seu redor e afastando uns poucos transeuntes que a olhavam com expressões de cansado espanto, quase resignados pelo movimento repentino dessa menina gorda, tentando equilibrar-se em sapatilhas gastas por feiura perene, sobre pernas perturbadoramente tortas, varas ao extremo, arriscadas a partirem-se nos joelhos arqueados para os lados e fazê-la cravar os dentes no asfalto desbotado. A subir os lances intermináveis da escadaria em direção a uma incerteza qualquer e que não lhes interessava, movida por alguma premência repentina que nada tinha em comum com suas vidas previsíveis de colmeia. Ofegante e desconsolada pela pontada dolorosa a percorrer o peito num trajeto de flecha traiçoeira, desprendida do esforço incomum de simplesmente andar com as próprias pernas, de inimaginavelmente subir escadarias, estacou de súbito e levou a mão até o volumoso busto ofegante. Tomada de aflição e dúvidas diagnósticas, deixou-se sentar abatida sobre um degrau, indagando-se por que razão essa dor lancinante e arriscadamente fatídica agora? Por que não depois de dizer tudo o que em rojos descontrolados lhe inundaram as ideias e fizeram emergir a verdadeira razão dessa pressa? Precisava encontrar o velho, e era tão certo como a noite que principiava a preencher ruas esburacadas por ulcerações poeirentas, saturadas de lixo, esquinas, prédios apodrecidos, que tornava o movimento desnorteado das pessoas apressadas um borrão de aquarela dissolvendo-se na porosidade do dia. Certeza tão exata como uma equação algébrica simples, em que um mais um é sempre dois, que o velho estaria sentado aqui, a uma mesinha, mantida em pé sobre os escombros do hotel arruinado do fim da rua ulcerada, pernas cruzadas a balançar um dos pés; mãos apoiando o rosto tristonho marcado por pele franzida na fronte e por olhos cujos globos flutuavam num pântano de águas opacas renovadas a cada descida indolente das pálpebras, perscrutando o andar de galinhas afobadas das pessoas se dirigindo para os seus abrigos, cacarejando esperanças. Arqueado sobre a mesa, diante do copinho de aguardente destilada a partir de uma espécie de agave de terrenos áridos que proliferou por essas paragens não se sabe por que, revirava entre os dedos áridos como terra seca um xistozinho, enquanto deixava o olhar pantanoso vagar no vai e vem interminável dos passantes.

(– Pai, você nunca foi dado a choramingar e agora se põe a chorar por qualquer

– Cale a boca!

– Vejo que não se contenta em nos destruir: precisa destilar raiva sobre seus

– Cale a boca e me deixe pensar por um instante que seja!)

Passeava os dedos pela barba rala em pontas de agulha a atravessar a carne aqui e ali, distribuídas à revelia de qualquer conceito harmonioso a respeito de pelagens, pele causticada e marcada por pinceladas de tinta rala em superfície áspera e sulcada de inquietação, compreendendo um quadro nada

estético de elementos díspares de metal, terra e carne, misturados desajeitadamente numa máscara inexpressiva pela rudeza pétrea dos traços. Ele sentara no banquinho gasto de sempre e pedira a mesma bebida que descia em ardência prazerosa pela garganta, pondo-se a esperar pela mulher que há poucos minutos pusera-se a cuspir ansiedades apressadas no seu ouvido e voltara a embrenhar-se na massa disforme de pessoas em séquito de defuntos vivos. Pôde distinguir sobre os cacarejos, sobre todos os pigarros presumidos, risos incontidos, impropérios cuspidos, peidos alforriados, choros estridentes, passadas titubeantes, guinchos, rangidos, sopros, suspiros, fraturas, roçar de tecidos, crepitações, arrotos estrondosos, sobre o turbilhão de tagarelice, enxame de palavras órfãs desesperadas por serem acolhidas por ouvidos incautos. Dobradiças, roncos, zunidos, sinetas; chaves a girar mecanismos traiçoeiros: sobre toda essa orquestração caótica de ruídos, distinguiu as notas compassadas de uma antiga canção a elevá-lo a alturas de paz e sossego; lá embaixo, o ruído decompondo-se em murmúrios e um chilreado distante.
{a música}

(Isso está na sua cabeça, pai! Não penso assim...)

Se eu fosse descrever o que vejo agora, começaria pelos meus olhos tristes puxados aos olhos tristes do pai, os meus embaçados e azuis, enfumaçados por essa tristeza que lhes tira o brilho; e é como se fossem mesmo um borrão pálido nas órbitas, sempre prontos a verter choros / *eu a lhe observar, pai, na tentativa de reconhecer em você qualquer traço que remetesse a algo de mim, uma nuance que fosse, no tom das palavras, no arranjo semântico das coisas que você pensava dizer, um revoltear de mãos ou inclinar de cabeça que amenizasse a aspereza de suas palavras a apedrejarem minha calma; os olhos do pai em agitações tenazes à procura de exclamações em mim, em agitações de sonhador, porém desgostosos – maldito lumbago, ele disse; os olhos bolas de gude igualmente azuis, mas menos aquosas; brilhantes e miúdas e tingidas por uma sombra de nuvens carregadas a lhe cobrir a vivacidade quando a observar-me na rotina maçante dos legumes desidratados picados, a cozinharem em guisados da pouca carne-seca de algum lagarto desatento, a emanarem aromas de promessas gastronômicas nunca alcançadas. A mesma sombra sobre os olhos do cachorro quando pareceu despedir-se de mim ou era eu desejando que ele pudesse ter querido algum dia estar comigo e deixando que a vida se agarrasse nesse desespero nostálgico, inapelável, de deixar algo de bom pra trás, submergindo no mais completo desamparo da morte* /, e a mesma névoa que nele eram nuvens carregadas em mim são brumas de um cinza mais ameno, nevoeiro a empalidecer meu olhar; e continuaria dizendo, agora sobre meu nariz fincado no centro do rosto gordo, um narizinho suíno, desproporcionalmente pequeno como o de uma boneca, acuado por bochechas rechonchudas de onde despontam alguns pelos incômodos arrancados a pinças improvisadas com fios de arame martelados nas extremidades, em meio a uma oleosidade persistente, como na testa e têmporas, onde o óleo mistura-se a gotas de suor perenes em brilhos de encerados. E diria também que há um conjunto de riscas de suor, sebo e sulcos que confluem até a boca de contornos delicados, imune às deteriorações da idade e desse calor infernal a nos fazer derreter vivos e a nos rachar a pele feito o asfalto fraturado em que pisamos; e eu a derreter-me em fios de suor e gordura e vaidades em frente a meio espelho oxidado sobre uma moldura de madeira vagabunda e carunchada, a procurar-me em detalhes nunca antes desvelados e a frustrar-me em seguida por não haver surpresas e nada a desvelar nos escaninhos mais escondidos do meu rosto. Aqui, neste ponto, poderia dizer ainda dos cravos que salpicam meu nariz, das sobrancelhas espessas a quase se emendarem na fronte e do implante baixo dos cabelos a me conferir uma testa pequenina e acuada pela imensidão do rosto a precipitar-se abaixo dela. Poderia dizer com autocomiseração que, no conjunto, não sou desprezível; nenhuma mulher é apenas o rosto que um homem vê, a menos que os pênis não fossem cegos e fantasias não fossem evocações de sensações difusas concentradas num sentido ou outro, no tato ou no cheiro ou no gosto ou onde for. E eu besuntada de sal e gordura, a descolar fios de cabelo do rosto e a secar com trapos imundos a testa, o buço e o pescoço, e fios de suor acumulando-se em nódoas a empapar roupas: uma pasta de suor e gordura. Toda essa fuligem cobrindo cabelos, pele e roupas, depositada no nariz porcino, golpeando com unhas sujas a garganta. E, nesse contexto, eu não seria desprezível às fantasias cegas de um homem qualquer, ainda que minha garganta carregue chamas fuliginosas de raiva que eu cuspiria, assim que pudesse, no rosto de qualquer homem pela ingratidão depois do amor, pelo expelir bufas de cansaço e desprezo indisfarçados sobre mim depois de emporcalhar--me em coitos de cão desesperado; e mais uma vez meus olhos tristes / *percebam: o mesmo olhar triste do pai, embora os olhos dele fossem aflitos na sua movimentação e detivessem um certo brilho, daquele tipo a pouca distância de uma enfermidade febril, de uma loucura antevista ou de alguma condenação odiosa* / a vagar nos terrenos insondáveis da alegria distante que se dissipou no sonho de ser querida por um instante e mesmo assim a sorte dos pênis serem cegos e haver o sono a preceder os piores pesadelos.

Nu, ele subiu até onde eu estava e enlaçou seu corpo em meus braços, suor porejando da testa, recendendo a fluidos adormecidos e, enquanto me abraçava, rendeu-se ao meu movimento de pescoço, levando minha face até seus lábios num meio sorriso fugidio e de sentidos secretos. Ainda transtornado pela nudez, apertei-o um tanto mais de encontro ao meu corpo e pude sentir seu calor sendo vincado por bordados lineares de suor frio a escorrer-lhe pelo peito, pescoço e dorso, numa comunhão de suores e sais da pele a nos aderir além do abraço.

Nua, eu o vi surgir da noite e, ao voltar-me, deixei que meu corpo recebesse seu abraço intenso e suado a misturar-se com meu próprio suor. Quando meneei o pescoço, feliz por essa comunhão, percebi na alquimia de suores sulcos na minha pele a preencherem-se de sais infinitamente pequenos e suor e desci suavemente as pálpebras num adejar de prazer sereno entre nós.

Nus, eles se abraçaram em meio a suores a liquefazerem seus corpos e, em meio a um movimento de cabeça dela, ele a apertou mais intensamente num abraço sereno, luzidios de suor e de minúsculos pontos brilhantes.

Crivados de exclamações, deitados sobre ganchos de interrogações a lhes dilacerar a carne, suspenderam a respiração por um instante de indecisão da chave, pronta a girar mecanismos.

Agora, no olhar estático a prolongar-se para as cores esfumaçadas das roupas molhadas de suor dos andarilhos, uma pincelada sépia de sangue coagulado matizava a visão e uma nova investida de cores – e outras mais pinceladas de tonalidades mais escuras – sobrepunha-se a cada piscar de olhos, até que tudo se desfez em escuridão oleosa sobre a retina, a submergir toda aflição, toda dor, toda emoção enfim. A cabeça encontrou num baque seco de tambores a mesa, polida por incontáveis cotovelos de outrora a se apoiarem em observações dos movimentos da rua. Copos encardidos dançaram e o xisto viu-se livre dos dedos de pontas corroídas de fogo, a rolar pelo asfalto arranhado por desenhos de creiom desatinados; e ele também, xisto de existência e memórias incertas, se diluía pelas cores disformes do mormaço, totalmente ausente da lembrança do velho, que agora jazia morto num desconjuntado deitar de boneco sobre a terra, ao pé de uma mesinha suscetível a desmanchar-se, ungido pelo pó vermelho da cor do dia que, em lufada graciosa, ergueu-se acolhedoramente em nuvem compacta a envolver o morto.

Imediatamente antes do fato, uma premonição doída perfurou o peito da jovem em fincagens de flecha. Suspendendo a respiração, ela sentiu as pernas meio paralíticas fraquejarem num tremor de epilépticos e arriarem, sem resquício de força e vontade, sobre as escadarias polvilhadas de dejetos e lixo. Tomada de presunções adivinhatórias, esfregou o peito distraidamente a procurar sentidos para o enovelado de ideias que povoaram sua mente momentaneamente. Sentada tristemente num dos degraus da despretensiosa escadaria granitada, tentava compor naquela agonia fugaz, formada de dor, intuições nebulosas, calor corrosivo e olhares de reprováveis curiosidades dos passantes, uma razão para não se deixar dissolver em minúsculos córregos de suor e lágrimas escadaria abaixo. “Algo aconteceu”, pensou. Puxou a manga da blusa por sobre o antebraço hirsuto e prolongou o olhar protegido pela sombra da mão em pala para adiante das torres de uma construção parcialmente desmoronada, esmaecidas pela tênue cortina tecida de incontáveis partículas suspensas de fuligem a pulverizar a cidade longínqua naquele instante de certeza e agonia. Depois, atormentada sob o peso da imposição de alguma desgraça antevista engastada no peito, deixou o olhar vagar pelo cenário vaporoso e quente das ruelas percorridas pelas pessoas embaraçadas por suas cordinhas dramáticas a lhes puxar pra lá e pra cá, até deter-se num sujeito abraçado a uma moça bem mais jovem, envoltos em profunda aura de amor, e sentiu-se aliviada pelo irremediável de sua dor ainda sem nome nem rosto, mas tão certeira quanto o amor que adivinhava em torno do casal. Mais uma vez, deixou-se escorregar pesadamente sobre a calçada, desceu as pálpebras e esperou pelas lágrimas.

Foram tantas as vezes que morri que me sinto um fantasma, confundido com a poeira que sobe às nossas passadas em círculos excêntricos dessa terra desgraçadamente estéril, gretada, cheia de cicatrizes; entulhos de lixo fétido acumulam-se por todo lado por onde se mire a vista. Morri inúmeras vezes, de modo que a morte tornou-se um exercício habitual para mim como é habitual e corriqueiro o horizonte fumegante a tremeluzir em calores de fornalha, a terra pulverizada pelo calor reiterado diariamente, suspensa em miniaturas de grãos cinzentos depositados sobre tudo. Não havia mais folhagem que fosse, superfície, líquidos, objetos, utensílios, pessoas, cães e almas que não pompeassem seu orgulho ferido com tons de cinza e queixumes repetitivos, a nos aproximar mais da inércia das coisas do que da impressão de um ser humano em movimento lento e constante; e todos nós, tudo, perdemos a cor da qual já não nos lembrávamos mais. Sabíamos apenas que estávamos mais próximos do pó definitivo / memento homo, quia pulvis es et in pulverem reverteris, *o pai disse, depois de incontáveis tentativas de memorização; e disse que gostava de ter inscrito na sua lápide essa frase, mais pelo efeito estético sobre os olhares de admiração mal contida de quem fosse lê-la do que pela novidade da máxima; e o pai pediu que eu me cuidasse porque verdades são como destinos, posto que nunca deixam de suceder ainda que às vezes não saibamos. Então pôs-se a chorar e eu disse "pai, nunca foi dado a estas preocupações", e ele disse, em tremores de mãos, "cale-se por um instante que seja e me deixe somente por um instante que seja pensar", e percebi que o pai já havia se tornado pó /* e já tínhamos todos a descoloração da morte.

Cinco blocos retangulares de granito vermelho dispostos como degraus davam acesso à entrada do hotel em cuja recepção, apoiado num balcão lustrado com cuidado extremo, um sujeito bonachão ergueu reflexamente o aro dos óculos sobre a ponte do nariz em forma de sela e apurou a leitura de um grosso almanaque, franzindo o cenho à mercê de diálogos interiores acalorados até notar o homem diante dele. Após troca de poucas frases informativas, o homem subiu em direção ao quarto indicado por um lance de escada assoalhada de madeira a atritar-se nas juntas; entrou e acomodou-se sobre a cama dura debaixo de uma luz baça despejada de uma lâmpada coberta com véus de teias de aranhas. Sobre o criado-mudo havia um volume idêntico ao lido pelo sujeito de aparência bondosa da recepção. Efemérides, anedotas, passatempos, horóscopo, máximas e informativos os mais variados preenchiam as quase duzentas páginas do livreto, além de anúncios de compra e venda, festivais burlescos, palavras cruzadas, artigos sobre saúde física e mental (lombalgias, disenterias de verão, pedofilia etc.). Duas páginas inteiras sobre os efeitos terapêuticos de uma arvoreta bastante comum na região. Máximas em latim *memento homo, quia pulvises et in pulverem reverteris* e a tradução livre de algum entendido "lembre, homem, você é pó, e em pó há de se converter".

O quarto recém-lavado exalava aromas cítricos enjoativos que enfastiavam as narinas rapidamente. Dormiria uma hora até encontrar-se com o negro, acertar as contas e voltar para casa, não fosse a curiosidade a respeito do conteúdo do almanaque a empanzinar as horas de espera.

E tudo que eu sempre lhe ofereci em sacrifício à retidão prescrita desde tempos imemoriais a nos prender em amarras de desejo excessivamente humanos? Como se não fosse desejo de todo filho o amparo carinhoso do pai. E a benevolência com que escondi de você seu rosto pontilhado de cravos, lustroso e assustadiço e feio? E não havia ninguém que sentisse melhor do que eu o que você sentia em nuances de incertezas sobre si mesma. Eu a conduzi-la por caminhos de descoberta e antevisões de prazeres divididos; e você, olhos somente para o cachorro, entretida em brincadeiras de carrapatos fugitivos, a alisar pelagens em meio a pó e gordura, a estourar bolas de sangue e o sangue a manchar a terra quente. Não mais sangue: tinta reluzente das bolas de natal debaixo do sol inclemente, impiedoso em incitar conjecturas na minha cabeça, latejar compulsivo de ideias. A saliva espessando-se enquanto o volume de minhas calças crescia numa urgência de desfazer-me também, numa nódoa que a terra pudesse absorver e milagrosamente gerar alguma vida a partir da semente sobre a terra, ambas, semente e terra, tingidas pelo sangue de algum pecado que não evitamos. E o cão observando meus movimentos sobre você: testemunha perseverante da minha constrição expulsa em espirros extáticos e culposos. Depois disso, um pau na minha mão a castigar o cão, acertando-o sobre a cabeça e, num lapso de tempo infinitamente curto antes disso, uma acusação no olhar, quase uma tristeza derramando-se do animal, a compreensão e anuência do inevitável abandono dessas horas, eu e você, um só, e o cão a nos observar como observou você antes. A sombra do velho pendurada na parede de suas lembranças. É assim, supus, que nos dispomos diante do golpe final da morte, conformados e tristes como cães; e deitei o pau sobre a cabeça arfante, acertando-a de viés, porque a essa altura ele já pressagiava a fraqueza diante da qual eu me abatia, e um ganido feriu-me os ouvidos e somou-se à vergonha de vê-lo correr e refugiar-se atrás de suas pernas; e você prognosticando ódios em minha direção, o ganido a impregnar as artérias das têmporas pulsando arrependimentos e você retraindo-se, imbuída de uma fúria a sacudir-lhe as carnes.

Nasci no último dia em que se viu chuva por essas paragens e, segundo contavam os mais velhos, havia um quê de nostalgia antecipatória naquele chuvisco indolente embalado por curtas rajadas de vento que se antecipou em minutos o aguaceiro. Num dos últimos dias do que se chamava inverno, a chuva descia espasmódica de nuvens carrancudas em sua bondade de algodão sujo, empurradas pelo vento em direção ao mar longínquo. Os mais velhos intuíam que havia presságios no ar, na forma como a chuva evocava remorsos e trazia introspecções; os mais audazes antecipavam na leitura dos movimentos desordenados de chuva e vento o fim de todos os tempos; os céticos, apenas se irritavam com o incômodo de águas barrentas a acumularem-se em todos os recessos possíveis do terreno e crescerem em força de correnteza a arrastar, indiferentes, plantações, cacaréus, uns poucos brinquedinhos de madeira e alguns animais desprevenidos que em breve, depois da chuva, decompor-se-iam em odores de despojos podres, presos a cercas de arame farpado retorcidas.

Nasci depois de dezoito horas de lamentações e grunhidos da mãe, dentes cerrados em caretas de cólicas, xingamentos e pragas gritadas contra o pai, que, envergonhado, cambaleava na chuva indo e vindo sob expectativas taciturnas, entre a janela, de onde acompanhava a distância as contorções da mulher, e o pequeno pátio lamacento, à procura das razões pelas quais há tanto choro nessa vida, do nascer ao morrer, e se toda essa chuvarada não era ela mesma uma lembrança do choro que não paramos de derramar. No entanto, seus esforços de entendimento deparavam-se com o tamborilar da chuva repercutindo no crânio, ecoando em grandes espaços de memória, compartimentos de paredes corroídas onde se acumulavam pelos cantos lembranças aleijadas de tempos idos quando aqueles, mais antigos do que os de agora, se enredavam nas mesmas indagações. Os gritos da mulher aliviavam e retornavam com força explosiva pendulante a rebater nos miolos e uma crescente angústia paralisou seus pés no solo amolecido pelas águas.

Repentinamente, chuva, respiração, vento, gritos suspenderam-se em silêncio reverenciador, inércia dos elementos e das gentes rompida pelo que parecia ser um diminuto choro submerso em líquidos espessos. Esse tempo de espera demasiado curto na medição dos homens se prolongou numa agonia infinita na cabeça do homem e, preso àquela prostração entediante da vontade, ergueu a cabeça com dificuldade, antes fitando os pés submersos em lama, e depois levando o olhar até a cama onde jazia a mulher exaurida em estertores, olhos muito arregalados e fixos em interrogação impaciente diante da placidez bovina do homem. De um pulo, arrancou os pés do lodo e atravessou o quadrado da janela, colocando-se retesado diante da mulher a segui-lo com olhos de horror. Entre suas pernas, uma criança recém-nascida, tons de azul arroxeado contrastando com o véu sanguíneo que fluía em filetes insistentes de dentro da mulher e tingia o corpinho agitado em movimentos de sufocação desesperada. O homem percebeu que tinha de sacudi-la e, dominado a repulsa inicial, fez a criança chorar em sacudidas desarticuladas e restabelecer aos poucos um róseo que lhe pareceu próprio de certos bacorinhos. Segurando-a por uma perna, observava o trançado do cordão umbilical em direção à escura cavidade entre as pernas da mulher de onde vertiam coágulos rutilantes de vermelho carnal. Sem saber de onde, puxou dois pedaços de barbante e atou-os em voltas, distantes dois dedos uma da outra, em torno do cordão umbilical, depois de devolver aos lençóis a criança guinchando, e, num corte preciso, partiu a tripa de carne ao meio entre envaidecido e perplexo. Atônito com o choro da criança, tomou-a pelos bracinhos contraídos e, num gesto pouco calculado, que à observação apressada de um estranho pareceria desleixo, soltou a criatura indócil sobre o peito da mãe e esperou que algo inerentemente maternal, vagamente presumido noutros animais, acontecesse ali. A mulher, num átimo, desfez a contratura do rosto e desceu parcimoniosamente o olhar até a criança, esboçou um sorriso e tomada de cansada aflição deixou que lágrimas rolassem pelo rosto suado com o vigor de uma condenada presa à última esperança de redenção. As pernas abertas sacudiram-se em tremores de frio e solidão.

Receando não saber mais o que fazer, o homem voltou-se em direção à porta e saiu apressado, a cabeça demasiado pesada como a da criança. Atingido pelo frescor dos vapores exalados da terra penitenciada por chuvas inauditas, ainda ouvindo águas barrentas correndo por ribeirões recém-formados, notou que a chuva havia cessado de súbito e, muito ao longe no horizonte, vislumbrava rasgos de nuvens deixando antever em voluptuosidades de rendas manchas incandescentes de sol sobre o céu azul. Imaginando os mais antigos a balançar a cabeça em negativas sobre o comportamento imprevisível do tempo, corrompendo sinais cuja leitura por trás de cataratas e pterígios os velhos anteviam as chuvas prolongadas, estiagens estéreis ou tragédias sísmicas, o homem sentiu-se mais apaziguado, cingido a essas elucubrações, e retornou a casa.

Poucas foram as vezes em que sentiu piedade pelo que quer que fosse nessa vida e ali estava ele com a garganta contrita pelo quadro que se desvelava. Arrebatado pelo conjunto dramático ordenado à sua frente, como que à espera de ser retratado em acabamentos cruamente realísticos e isentos de qualquer dissimulação, foi tomado por desmedida compaixão a ceder penosamente ao peso da dor que principiava a revolver gritos dentro de si. Comovente foi a amargura ao ver a mulher exangue, pálpebras semicerradas, boca entreaberta, um braço caído junto ao corpo e ainda de pernas abertas, sombreando a vertente do sangue e coágulos gelatinosos ajuntados numa poça sobre o chão de terra batida e úmida. Se fosse homem dado a choros e lástimas, teria se dissolvido em matérias orgânicas líquidas e se deixado absorver pela terra, misturado ao sangue da mulher; mas, passada a estupefação inicial, como que acabado um transe de curto alcance, incapaz de contatar com a dimensão real da dor que experimentava, caminhou a passos hesitantes até o corpo morto da mulher onde a criança abocanhara um dos seios em tentativas inócuas de sorver algum leite, envolta pelo outro braço da parturiente. O homem, em delicadezas ressabiadas, tomou a criança nos braços mais uma vez e recolheu-a num trapo qualquer, cobrindo-a desajeitadamente, acomodando-a sobre um móvel de madeira rude e escalavrada; apanhou uma botija e dirigiu-se novamente até a mulher. Em movimentos hesitantes, ambivalentes, percebendo uma excitação inoportuna, ordenhou uma das mamas como pôde, recolhendo o leite ralo no frasco. Por instantes, deteve-se em contemplação muda diante da flacidez pálida da mulher, envergonhado da apreensão prazerosa e inoportuna que avolumava a braguilha da calça. Cenho franzido, cerrou as pálpebras, masseteres contraídos, trincou dentes em raivas de si mesmo e destilou uma única gota de sal vertida dos olhos.

Nada mais a fazer e tendo feito o que podia, o pai me acolheu nos braços pela terceira e última vez naquele dia, antes de me renegar para sempre; ergueu minha cabeça pendente e derramou com fastio golinhos de leite em minha boca. Eu, em agitações de boneca convulsa, enxergando borrões e a supor na minha apreciação de recém-nascida que o mundo era mescla indistinta de cores e ruídos ásperos; aragens frias sobre a pele e um lugar distante dos calores envolventes de dentro da mãe. Jamais soube que, deixada coberta sobre um móvel de madeiras brutas em sonhos angelicais, o pai já remoía nas ideias os preparativos para o enterro da mulher, depois de debater-se com intenções de atirá-la numa cova ao pé da árvore de raízes maltratadas e torná-la adubo da única árvore que prezava pelas escamas do tronco e porte de respeito, além das proezas medicinais para curar cânceres, e pela madeira, cuja qualidade de resistência era pouco encontradiça e, baseado no texto de um almanaque lido a duras penas pela letra miúda quando de uma ida ao centro da cidade anos atrás, por ocasião de uma querela com um negro a respeito de uma dívida inusitada e, instalando-se no hotel, deu com o livreto atirado sobre um aparador ou banqueta, já não atinava mais, talhado justamente em madeira que lembrava muito a de sua árvore, com o esmero e a paciência de artesão dado a proficiências de especialista / *do almanaque decantado pela leitura apressada, permaneceram depositadas no fundo da cabeça ideias sobre a árvore de aludidas qualidades medicinais e que ele já vira em outras propriedades em projetos de culturas intensivas, especialmente sobre morros fumegantes depois de raspados até o cerne no preparo desordenado das plantações; explanações leigas e recortadas de fontes diversas sobre dores nas costas a acometer nossa espécie bípede de coluna ereta e uma ou outra sentença latina a reverberar preocupações pouco claras com relação à finitude universal, sempre atirada para a frente, num tempo incerto; e sempre alguém a morrer, hoje, agora, e a contrariar o fim dos tempos programado para ser fenômeno coletivo, prescrito por forças insondáveis e a nos lembrar da condição de seres irremediavelmente condenados; não pensava assim àquela idade e amparava-me em lenitivos esperançosos modestos e imediatos, como o de resolver a pendência com o negro até o entardecer e depois retornar a casa sob a luz inexpressiva da lua em quarto crescente. Disposto a andar pela cidade, desci a escadaria ran-*

gente do corredor até a recepção e notei que o sujeito permanecia absorto na leitura, rolando entre os dedos uma pedra pequenina, de formas arredondadas, cujos laivos de reflexos fugidios intermitiam hipnoticamente /.

A boneca foi-me dada em embrulho amarrotado de outros natais e de outras pessoas que, com a mesma ansiedade curiosa, abriram o pacote e, depois da euforia inicial, revelado o conteúdo, dobraram rapidamente o papel para futuras utilidades, como a forração de uma gaveta de roupas ou a serviço de embalagem improvisada para lembrancinhas de natais vindouros. Dobrado o papel do presente, observei a boneca anorética, cabelos escorridos em brilhos de celofane amarelo e rosto sujo, de monótonas feições, a despeito da tentativa de intimidação sensual das íris de um azul turquesa forçado e recém-retocadas por mãos inábeis; o sorrisinho levemente bobo sob o nariz afilado. Obviamente, era uma boneca de segunda mão: áreas de alopecia no crânio de plástico, um pé desconjuntado e manchas do que parecia ser graxa no vestido de rendas arreganhadas sob um tecido excessivamente colorido. Havia mesmo uma certa tonalidade envelhecida a colorir pernas e braços, dando à boneca ares de doente terminal, não fosse aquele sorriso atoleimado, imune às vicissitudes da vida. Ergui o vestido de cores saturadas e procurei pelo riscado da boceta / *"tire a mão daí, pouca vergonha!", o pai disse; e eu a me desmanchar em vergonhas e intrigada com sensações e cheiros e viscos; e eu disse, lhe mostrando os dedos molhados de sangue,* o que é isso, pai? *e ele disse "merda!", numa exclamação acusatória. Eu sangrando e a me debater como um inseto desasado* / no corpo sem calcinha, mas não vi nada: apenas o esboço das nádegas duras e um vazio plano, liso e brilhoso no lugar em que a boceta estaria à espera.

Aprendi, então, que a boneca jamais me entenderia / *percebo neste ponto que o pai, mesmo sem saber, desejou uma deferência, um sinal de gratidão, mesmo que quase imperceptível, uma pálida lembrança de respeito que fosse, qualquer coisa nesse sentido, antevista em metalinguagens do olho, do gestual de dedos ou da articulação da palavra "obrigado"; o que viu, no entanto, foi a filha vasculhando as intimidades da boneca, expressões de variados muxoxos na face* /.

Providenciado o caixão de tábuas irregularmente ríspidas, ainda recendendo a mofo, e de acabamento grosseiro, redefinindo a ideia da rudeza estética a detalhes que beiravam a brutalidade de madeira torturada por marteladas desatinadas e pregos insensatos, despontando aqui e ali através da madeira mole, o corpo da mulher foi depositado no esquife com desajeitada cautela sem serventia à indiferença dos mortos, depois de coberto com roupas pouco usuais ao cotidiano daquela gente: um vestido de estampas florais vermelhas em fundo azul / *a boneca metida no vestido de rendas arreganhadas sob um tecido excessivamente colorido e onde havia as intimidades da boneca, o pai à espera de gratidões* /, sobreposto por um xale em tons pastéis de amarelo, demasiado curto a ponto de levantar suspeitas se não se tratava de um lenço de cabeça em improviso ou troca de papéis com um xale pretendido. O chinelo de tiras de todos os dias havia sido enfiado nos pés e respingos de óleo e pó davam-lhe um aspecto de eczema – talvez a única peça de vestimenta não deslocada das contingências existenciais da mulher que jazia ali; possivelmente lembrado de última hora pelo homem, preocupado em oferecer decências de vivos à morta e, afinal de contas, por não sabermos por que caminhos trilharemos depois de mortos. Enfim, ver a mulher emoldurada no caixão, em roupas que ela não escolheria por não ter vaidades ao alcance daquelas vestes, contrastando com os chinelos eczematosos, compunha um quadro tristonho, ainda mais sob a luz oscilante de uma única vela fraturada, balançando sombras de augúrios incertos; deitada, só, no abandono do criador, feito fruta caída e esquecida / *não a vi nem em cores nem em detalhes precisos, dada a forma borrada e míope com que bebês enxergam, logo que paridos; mas pressenti em minhas vísceras de recém-nascida algo que bem pouco tempo depois tornar-se-ia repetição em lamentos secretos* /.

A cicatriz / *um risco esponjoso e róseo no meu antebraço, talhado pelo fio irregular de uma pedra, a lembrar-me do que as pessoas são capazes* / escurecida pelo relento e pelo sol ardente era frequentada por legião de insetos insistentes em depositar seus ovos uniformes e agregados uns aos outros numa frágil simbiose de grãos de arroz empapado; logo a seguir, transformavam-se em larvinhas de monótona sinuosidade no ofício de escavar carnes e aprofundar-se sob o pelo e o couro; cicatriz de uma pancada dada com uma maça de osso, depois de horas de latidos e imprecações silenciosas trocadas entre ela e o homem.

Enterros, mais do que velórios, são eventos que atraem compulsivamente as pessoas, seja pela resistência à lembrança forçada de que a morte do conhecido ou parente nos atiça, seja por culpa antecipada, no caso, bem comum de não querermos participar desse ritual, mas o demônio da culpa cristã nos fere os ouvidos em admoestações e chantagens diante das quais nos vemos obrigados a prestar condolências à família do falecido. Então, por empatia ou culpa, acorremos até a viúva, o órfão, o marido, a mãe, o amigo ou o irmão e tagarelamos clichês de consolo, em vez de nos calarmos em respeito a tudo que desaparece, se desfaz e deixa de ser com o morto diante de nós; não calculamos, nem que tivéssemos todo tempo possível, a imensidade de vestígios e experiências que aquele que se foi deixou impressos nos que permanecem e, mesmo assim, nos atrevemos a jactar-nos em considerações sobre as qualidades do falecido ou a remoer mágoas e raivas não resolvidas por confiar em demasia na condescendência do tempo.

No velório da mãe – e isso me foi dito uma única vez pelo pai, tomado de obséquios por memórias antigas que oportunizassem algum sentido à degeneração de nossa família – pairava a mais informe e solene solidão, o que aumentava o desamparo do corpo velado pelo homem, acabrunhado por esforços de rezas fragmentadas, tentando controlar o pensamento habituado a deserções que teimava em sobrevoar paragens tranquilas, de sol ameno e brisa sedutora. Pesaroso, sentia-se desprovido de uma vontade minimamente humana de passar a noite em vigília diante do corpo da mulher, afligindo-se com os "por que" e os "se", costumeiramente presentes nessas ocasiões / *dormentes, meus pés como que se dissolveram em areias, e me vi sendo engolido pela terra lentamente, sem pânico antecipatório, calmamente, sem a avidez com que a terra absorve em desespero toda matéria líquida antes que o sol a chame para si em vaporizações velozes; e reparo que momentaneamente sou insuflado por um certo desejo: era como se a terra fosse um útero visceralmente quente a sugar-me da existência;*

e eu penetrando profundezas escuras que talvez antecipassem aquele útero; e pareceu mesmo que uma vagina glabra e acolhedora clamava por mim; o prazer daquele receptáculo gretado na terra lisa e, lentamente, como disse, minhas pernas dissolveram-se no leito abandonado do chão e minha alegria foi tamanha numa tal comunhão que, num movimento espasmódico, acordei em meio a uma polução urente na escassez de líquidos, envergonhado, e, ato contínuo, em arremedos de livre associação, repousei no vagar de urubus de asas abertas antes de erguerem-se no ar. Pretos encardidos, os paletós em corpos corcundas em falsas mesuras para com os mortos antes de rasgar-lhes as carnes, peles papiráceas, a pele dos mortos como a da boneca, um quê de doente terminal, desidratadas pelo clima quente, quebradiças, olhos desenhados em traços rudimentares, não azuis, sem cor, garatujas os olhos dos mortos e como é possível que até a cor morra? Assim como com as crianças. Olhos de boneca têm essas crianças, em sua fixação psicótica que nunca antes viram mais do que o rosto pétreo do homem que as carregava pelos pés em suspiros de impaciência solene no cumprimento de um dever sem sentido e se soubessem que, uma única vez, em solavancos sobre o corpo da mulher, espasmos urentes do abdome, uma única vez e, semanas depois, o ventre a inchar-se, parasitado pelo inescrutável universo que germinava ali, larvas num rastro de poros de onde brotavam gotinhas vermelho pálidas, próprias das anemias, sem saber ao certo que os retináculos uterinos escondem mistérios inalcançáveis, bendito é o fruto, não acolhiam sonhos, apenas acidentes ditados pelo impulso de prazeres instintivos, quase desesperadores, em tentativas de afirmação de sentidos vagos, a barriga erupcionada, desprendendo-se do corpo, abscesso vivo revolvendo-se em movimentos ondulantes, vermiformes. A criança a mexer-se em acomodações possíveis no interior da mãe / talvez um anseio curioso e prematuro de ver o mundo / porém, o mundo que conhecíamos causticado, devastado pelo calor inclemente, desértico, cruamente colorido em tons de sépia puxados ao vermelho sobre o cinza perpétuo das construções carcomidas pelo tempo ou pelos saqueadores, do asfalto trincado, da fuligem arenosa pairando como nuvem baixa sobre nossos corpos, sobre tudo, enfiando-se pelo nariz, infiltrando partículas de sílica e quartzo em nossos pulmões e nos tornando arenito; cristais sedimentando-se em pigarros a nos ferir a garganta, e nós /o pai / a nos decompor em pó, lentamente corroídos. Às crianças, que mal chegavam a ser lembradas como tais / você, olhar sobreposto ao do cão agonizante / e jamais perdeu esse olhar, grudou-lhe na cara o olhar do cão como uma maldição / a pele vesicante das crianças; olhos em leitos secos, buracos arredondados as órbitas, elas também desérticas / árvores estorricadas onde se penduravam carcaças de cães abatidos a pedradas, cobertos pelo zunzunzum do mosquedo atônito / seus olhos de cão sempre tristes sob o sol / enquanto observo os ventres, os poucos ventres, fermentando vidas, e noto o ar tremeluzir em aparência de movimentos sinuosos a partir do calor intenso emanado das matérias dispersas pelo terreno, do concreto em fraturas expostas de metais ferruginosos, da terra toda na sua vastidão estéril e noto ao longe pessoas distorcidas pela ilusão do brilho incandescente em visões de televisão com estática, caminhando em lentidão bovina, interferência desse fulgor insuportável na retina, só amenizado pela suspensão espessa de criaturas e coisas pulverizadas inevitavelmente pelo sol /.

Era como se a passagem dos dias pudesse ser o disfarce ideal, simultaneamente observados de longe e amparados pela ideia, à pequena distância, do imponderável das atitudes do tempo a marcá-los, o tempo que tudo resolve a seu bel prazer, apesar de nossos devaneios de liberdade e controle; somos tragados pelo tempo de qualquer modo, e não há dor ou sofrimento que não sucumbam ao tempo, ainda que jamais desapareçam: apenas refluem com a roupagem de um ineditismo que acaba por não se sustentar diante do poderio daquilo que é o mesmo a repetir-se; o tempo que torna tênue o sofrimento é o mesmo que traz o padecimento sob novas máscaras. É essa nossa sina, a do sofrer perene. Tornar o tempo um aliado é ilusão e era essa minha ilusão, a de que, observando os fatos a distância, o tempo daria conta de dispersar angústias que se condensavam tão intensamente que era possível quase palpá-las, tão presentes em conflitos a teimar refluxos; eram a encarnação desses conflitos a ruína do meu entusiasmo, e o tempo seria a transmutação alquímica que remediaria a angústia a asfixiar meu coração. No entanto, nunca somos suficientemente dignos dos poderes curativos do tempo e sempre sucumbimos à sua passagem, de um jeito ou de outro. Naturalmente, colocar-me à distância dos fatos, esperando que a ordenação do tempo e seus efeitos no pai pudesse me redimir da incompetência atitudinal só poderia resultar em frustração e elaborações ruminantes, fantasias de solução e paz jamais alcançadas. Relegar a responsabilidade à racionalização e ao que eu não poderia controlar foi um lançar de brumas nos olhos. Muitas vezes refleti sobre o quanto as coisas não ditas claramente, mais do que as interditas, puderam lhe causar feridas de tão profunda extensão simplesmente por inépcia minha diante do que você esperava. Lembro, por exemplo, na temporada da última chuva, nuvens em troteio de norte para o sul, empurradas por ventos silvantes como navalhas cortando o ar e arremessando-se sobre telhados cariados de líquens, transtornando janelas e batentes em batidas de madeira sincrônicas com as rajadas. Em seguida, a chuva sobrepondo-se em monótono chiado sobre os roncos de trovões arrogantes secundando raios de beleza pálida fugaz que, em espraiamentos incandescentes, riscavam o céu. Lembro-me de você contraindo masseteres à custa de não deixar escapar nem mesmo uma exclamação de espanto, revolvendo ideias e impaciências, enquanto esperava que a mãe parisse a criança que era eu. E você mediu a marcha das nuvens, o estampido das gotas de chuva dardejando as janelas embaçadas do quarto onde minha mãe contraía-se em dores indistintas de cólicas e abandono; você atento ao vento a arrebatar telhados, revolver árvores, sacudir cercados e deitar muros; a lama a enfiar-se entre os dedos dos pés descalços e você sentindo-se absorvido pela terra, sob o peso da vontade de fincar-se ali e camuflar-se até o ponto da total indistinção com o barro e a água corrente, e ser arrastado para o nada; e pés imersos em correntezas de uma massa líquida à base de terra, areia, estrume e água, a julgar verídicas as apregoações dos mais velhos sobre o fim do mundo. Mal sabiam eles e você que o fim do mundo não se daria por conta de excessos de água e, sim, pela falta quase absoluta. Então você se deu conta de que movimentos de água nenhum lhe purificariam a covardia da espera por uma correnteza que lhe levasse para longe e, perdido nos ruídos retumbantes da tormenta, ergueu um e depois o outro pé, arrancando-se do torporoso senso de perdição em que se colocara e correu até o quarto e, deparado com a lividez e esgotamento da mãe, desceu o olhar até onde eu chapinhava em líquidos ainda mornos e pegajosos com a perspicácia de um predador, apoiado na efêmera esperança de que alguém lhe dissesse o que fazer.

Muitas vezes morri nesta vida e vaguei por caminhos incertos como fazem as almas depois da morte, indecisas sobre os apelos remanescentes da matéria, a despeito de nem toda dor ser material, mas materializar-se no corpo. Então, presumivelmente livres da dor corporal e, talvez, aguilhoados a dores da própria alma, andam a debater-se em incertezas de espíritos; e era assim que eu me percebia nas vezes em que morri, desde a grande seca, um fenômeno prenunciado por eminentes cientistas, debatido maçantemente nos canais de televisão; abordado em conversas pedantes e inconsequentes em reuniõezinhas de amigos pavoneando-se para meninas incautas e facilmente seduzíveis; tema de redações indolentes nas escolas de então e pressentimentos de apocalipse e de teorias de guerra entre países ricos por mananciais aquíferos e outros nem tanto, mas suficientemente gananciosos para impor força à conquista de águas alheias. Muito se disse do cataclismo anunciado, previsto, temido à distância segura dos anos vindouros e pelas estimativas enganadoras de lençóis freáticos inesgotáveis e de suas consequências nefastas à vida, ao sistema econômico; antevisões de rearranjos político-sociais; crises financeiras; distúrbios de toda sorte; um inferno, enfim. Especialmente na agricultura, incitando êxodos inimagináveis de centenas de milhares de pessoas a andarilhar por leitos secos de rios outrora exuberantes, densos de frescor e pulsantes de vida, agora veias ressequidas por onde circulam anemias em rostos encovados de marcantes bocas rachadas pela seca. E houve cientistas que intuíam que, pelos seus aspectos evolutivos, uma nova geração de seres humanos mais adaptados às condições inóspitas da seca seria gerada. Contudo, líquidos amnióticos se extinguiam e úteros se tornavam eles mesmos desérticos; sêmens rareavam em inércias de vontades flácidas e a vida tornava-se uma anomalia insistente aqui e acolá. Pois desde a grande seca, a que muitos prenunciaram em leituras de histérica pressa nas entrelinhas de livros sagrados o verdadeiro apocalipse, vaguei como retirante testemunhando as oscilações das baixas e das novas entradas de retirantes como eu em filas intermináveis, mortos em vida, mas por razões muito diversas das minhas. Morri numa dessas vezes quando, acredito, apreendi toda dor do cão num único olhar, num átimo de consequências intangíveis e desproporcionais em meu universo de emoções atrofiadas. Como num estalar de dedos, por exemplo, cujo clique revolveu montanhas, esboroou rochas, dissolveu multidões de modo insano e absolutamente impensável. Foi quando o cão, impulsionado pelo corpo em automatismos de caminhante trôpego, seguia a trotear pelo terreno cáustico, a pelagem dando-lhe ares de acinzentado cansaço; o corpo empurrado pela vontade de persistir se deslocando. Mas, subitamente, a cabeça deteve-se num olhar de olhos demasiado abertos em temores secretos, em rememorações de espancamentos e abandono, da cruel solidão a que todos os cães estavam relegados depois da seca, enxotados e desprezados, crivados de carrapatos, infestados de pulgas e lombrigas; executados a pauladas e pedras e depois esquartejados em esboços de açougues improvisados sob árvores desnutridas, carnes dependuradas a secar e a atrair miríade de moscas, varadas por larvas categóricas no anseio de viver, a mesma obstinação de alimentar-se das pessoas. Maltratados, os cães não pensaram nem mesmo articularem-se instintivamente em revoltas contra os refugiados e deixaram-se escorraçar; é possível que intuíssem uma certa bondade para com as crianças defeituosas que nasceram antes dos úteros desertificarem-se em sua totalidade e que eram deixadas à própria sorte sobre nódoas de sangue e líquidos rapidamente absorvidos pela terra sedenta, disputadas por formigas, abutres e ratazanas desesperadas, e se ofereciam em imolação anedônica ao sacrifício de desviar a atenção das crianças defeituosas, nascidas assim como numa epidemia cujo germe fosse um monstro de perversidade inigualável. Esforço moral inútil o dos cães, ditado mais pela fraqueza, inanição e sede do que por vontades humanizadas que nunca tiveram, aparte o fato verdadeiro de que as crianças deficientes, com suas cabeçorras de moleiras exageradas, cotos no lugar dos bracinhos, genitais ambíguos ou pele rudemente escamosa, eram largadas e devoradas de modo inclemente debaixo de arbustos ou atrás de rochas, em respeito a um cacoete tão humano quanto canino, que é, precisamente, o de esconder dos sentidos situações geradoras de culpa parasitária. Então, ainda entorpecidas pela dor e pela fadiga de dar à luz, as mães eram deitadas sobre carrocinhas engendradas e carregadas majestosamente, poder-se-ia dizer, envoltas em poeiras aurais, enquanto seus homens de rostos duros atiravam com descuidado zelo os fetos e recém-nascidos nos nichos já mencionados, alheios aos choros débeis das pequenas criaturas. Internamente uma nuvem negra se formava e tornavam turbulentos os sentimentos das mães; oprimiam-lhes num desespero de tormentas íntimas inauditas, ensaiando esgares de profunda dor e arrependimento, mas logo o calor sem misericórdia evaporava tais sentimentos e as endurecia novamente, porque, de outra forma, não sobreviveriam.

O corpo em inércia caminhante e a expressão de medo/horror destilada dos olhos arregalados subitamente fixados; era possível perceber até mesmo a musculatura contraída do focinho e pequenos tremores medrosos da pelanca sobre os dentes gastos de roer pedras e galhos. Vi dor e desamparo pior do que aquela dor e desamparo nas pessoas arrastando os pés pelas estradas poeirentas, porque nossa compaixão, ontologicamente falando, primária, essencial, é dirigida quase reflexamente a outro ser humano e, depois, talvez, aos animais (salvo algumas exceções que não justificam generalizações em contrário). Nesse caso, do cão, do meu cão, não precisei me debater em remorsos: a dor do cão exigia a renúncia de uma certa humanidade que ainda restava em mim e desejei que o cão sobrevivesse e tivesse uma chance de algo melhor que a das crianças estropiadas pelo caminho. Mas aí, exatamente nesse ponto, quando revivi a esperança em nome de meu cão, soube de imediato o porquê de minha dor ser maior do que a dos pais que abandonam os filhos deformados às formigas e aos abutres. Os pais não imaginavam ou esperavam mais nada que os redimisse ou impusesse um esforço compreensivo de suas atitudes filicidas. Eu esperei que o cão seguisse comigo e, dias depois, ele arriou as patas traseiras como um elefante abatido, uma figura de linguagem inapropriada, dado o aspecto raquítico do animal que em nada lembrava um paquiderme, mas conveniente à forma como eu via (ou revivia) em câmera lenta, a queda do animal. Ergueu-se uma cortina de poeira vermelha, tornando vaporosa a cena e cobrindo as orelhas, levemente irrequietas com a perseverança de insetos a devorarem-lhe carnes, porejando sangue ralo; vertendo serosidades melicéricas pelos olhos a propósito de lágrimas talvez, deixando-se abater em definitivo, menos pelas pedradas que alguns retirantes se refestelavam em arremessar, comprazidos entre si pela ruindade de sua precisão de tiro, e mais pelo peso de uma dor obscura, indefinida, uma espécie de síntese de todas as dores presentes e passadas, de todas as privações não sanadas e da mais completa falta do que esperar. Sem nem ao menos cerrar os olhos arregalados e tão logo o tórax emaciado exalou o ar em agonias de suspiro livre do cárcere de costelas salientes na pelagem, urubus cobriram o cão com o alvoroço de seus andrajos de preto encardido e também eles, alheios à ruindade da precisão dos arremessos de torrões de barro ressecado que chegavam sem força até ali, puseram-se a disputar nacos de carne antes da chegada das formigas.

Os olhos sem o verniz azulado conferia-lhe fisionomia de severas meditações de estátua diminuta a sujeitar-se na ocupação de testemunha cega de minha mão percorrendo a geografia do corpo feio da menina e, no entanto, tão intensa a vibração soltando-se em partículas de calor humano, úmido, receptivo, a turvar-me a consciência, inebriado pelo magnetismo do desejo; e que homem, engolfado por anelos de carinho, não sucumbiria e daria vazão à reparação do mal que a vida impusera à menina? E próximo de nós o cão emoldurado por um quadrado de sol caído da janela a observar-nos, ele também testemunha de que o desejo não prescinde do ato e tão somente meus dedos duros achegando-se ao sulco levemente impregnado de umidades auspiciosas, incerto, retraído; e logo a turgidez dos dedos a desfazer-se em jorros de dúvidas e arrependimentos; a boneca, as pernas abertas, e entre elas a inexpressividade lisa da minha decadência, segura por meus dedos flácidos; os olhos da menina azuis, um brilho esmaltado a esconder reticências; o ruído da chave, o cão engolido pelo quadrado de sol.

Por que me olha como me olha o cão assustado, temores de abandono ou castigos a pedradas e pauladas, uma contração, repuxo da boca em arco deprimido para baixo, traço negro no lugar de lábios, pura consternação ou passividade; o inevitável de eu lhe dizer corra daqui, mas o sol impiedoso a lentificar reações, resíduos de esperas por dias que não vêm, acumulando-se em crostas sobre a pele; você a me dizer mutismos e nenhuma palavra mais.

Pela raridade do acontecido, poder-se-ia torná-lo equivalente a uma daquelas passagens seculares de cometa, arrastando a cauda próximo da órbita do planeta ou, estatisticamente, equivaler a variáveis matemáticas muitíssimo improváveis, tais como acertar todos os números da loteria, ou a probabilidade de um animal recentemente extinto, a que chamavam tubarão nos livros de ciência e em documentários maçadores, atacar uma pessoa. Tamanha raridade foi o pai acocorar-se com o dorso de encontro à parede da casa, aproveitando-se da sombra que o sol inclinava, ao deitar-se para trás de montanhas tristemente carecas a nordeste. Estalando joelhos em crepitações de reumatismo incipiente, me observou com vênias mal disfarçadas de interesse por uma conversa. Ou melhor, que alguém, no caso eu, pudesse ouvi-lo, já que a surdez das pedras era por demais insistente na sua paciência de tudo ouvir e nada dizer, a menos que minúsculas fraturas de expansão ou retrações ao sabor do calor e do frio intermitentes a marcar o ciclo interminável dos dias pudessem ser traduzidas por uma linguagem própria das pedras, mas inalcançável a ouvidos exasperados por respostas menos sutis, parcimoniosas. Ainda que alisasse seus contornos em fricções carinhosas de compungido respeito pela sabedoria delas, em movimentos de rolar dedos, não atentava para engenhosidades linguísticas, nem de objetos inanimados, nem de criaturas de qualquer espécie. De modo que, vê-lo disposto a conversas comigo em vez das pedras, transcendia o corriqueiro e prolongava-se a um terreno de limites incertos entre a raridade e a bizarrice. Nesse dia, foi quando me contou do meu nascimento e dessa conversação retive, como costuma acontecer com qualquer um – as pedras, inclusive –, apenas os fatos que me permitiriam construir uma razão ou uma culpa pelas atitudes do pai na história, optando, a bem da verdade, por aspectos que, no final das contas, acabaram por me condenar a uma dúvida corrosiva em lentidões incontidas de câncer ao longo dos anos.

Naturalmente não lhe contaria sobre a tristeza do velar solitário o corpo da mulher, depois de lavá-la com água das chuvas e, por pudicícia ou embaraços extemporâneos, remover o sangue, agora ressecado e irritantemente aderido aos pelos do sexo. Em observações curiosas, punha-se a pensar na anatomia do sexo das mulheres, tão diferente em complexidade quanto em mistério do sexo dos homens e, movido por elucubrações fugazes, ora imaginava as possibilidades de todos nós sairmos das profundezas de alguma mulher, o tufo de pelos coroando uma abertura transversa de rugas delicadas e odor entre ferrugem e amêndoas podres, provocando-lhe um tremor de mãos inesperado, como se nunca antes tivesse diante de si uma vagina. No entanto, retomou a tarefa de remoção do sangue e limpeza, secou a mulher com displicência, imerso em indagações da utilidade desse procedimento para onde quer que fossem as almas. Depois, deteve-se por instantes na expressão levemente atordoada da mulher, ainda com um quê de escárnio no repuxar da boca vertendo um fio pegajoso de saliva. Procurou ajeitar a disposição do cabelo em mechas duras de suor sobre o alto da cabeça e compor um semblante mais sereno, a brincar de boneca com a morta, e ajeitar-lhe os cabelos, um tanto pra lá e um tanto pra cá, separados por uma risca lateral tortuosa, e a conferir-lhe aparência de penteada, porque nem mesmo o pente ou a escova ou o que quer que fosse estava à mão. Vestiu-a com roupas limpas e acomodou-a no interior do caixa depois de erguê-la, despendendo menos esforço do que a princípio imaginara. Agitou-se em precauções de deitá-la de maneira confortável sobre a madeira recendendo mofo e umidade ureica, cuidando para que as farpas das bordas mal-acabadas do caixão não aderissem em penetrações impróprias na pele da mulher, nem se emaranhassem em seus cabelos e, tomado de uma ponta de desânimo, confrontou o que antes era uma presunção com a verdade concreta do definhamento da mulher nesses últimos dias e, em meio a remorsos imprevistos pela omissão da satisfação das coisas cotidianas, olhou-a, uma vez mais, vazio dos sentimentos esperados nessas ocasiões, e cobriu-a com a tampa de madeira, selando a marteladas presunções e arrependimentos, mas também a pouca possibilidade de alegria que ela tivera na vida.

Depois, estendeu-me um pacote achatado, coberto de vincos. "Um presente", o pai disse; "a mãe", mentiu, "gostaria de ter lhe dado".

Migrávamos de um lado para outro, quase sempre em direção ao norte, ao encontro de temperaturas mais amenas e a filões de água potável que enchiam nossos devaneios mais renitentes de esperanças de dias melhores, quase sempre em grupos de centenas de pessoas, numa organização gregária e instintiva de colmeia. À frente, iam as pessoas que, ou por atinarem reconhecer em referências geográficas memórias de eras em que percorriam aqueles lugares em suas carroças, a passeio ou a trabalho, ou por mais pertinácia física e subjetiva de encontrar magicamente um lugar onde ainda houvesse água abundante em contraste à abundância de pó e fuligem que pairava sobre tudo, trincava os dentes, obstruía narinas e pulmões, congestionava olhos e garganta em ardumes férreos. Ninguém se opunha às pretensões de comando dessa gente, desde que percebêramos que nossa apropriação da ideia de mundo se restringia a um território de oitenta quilômetros quadrados, aproximadamente, e que, mesmo empreendendo caminhadas na suposta direção setentrional, nossos cérebros liquefeitos agiam em atitudes condicionadas, tipicamente *skinnerianas*, à guisa de ovelhas no cercado, contidas pelos estímulos da periferia, contornos formados por limites infindáveis de deserto e construções fossilizadas, não nos encorajando a ir muito mais adiante, uma vez que, velada ou explicitamente, todos sabiam que lá, como aqui, nada mudava. Havia também aqueles que, impulsionados por epifanias manifestas nos fenômenos naturais de então, viam claramente o desconsolo de Deus com a sua criação, obrigando-a a castigos terríveis na mesma proporção, purgativos dos desacertos que as criaturas impunham ao Criador; e viam no estalido de metais ao sol, cujas sombras criavam o expediente imagético de uma cruz, uma lembrança meio apagada do sofrimento do filho mais querido de Deus, açoitado e crucificado no esforço sobre-humano de dar sentido ao absurdo da morte ou da vida. E não houve quem não se abalou quando o homem a que chamavam "o velho" urdiu em bazófias pueris a pregação em que afirmava que Deus não era nosso Pai e, sim, nosso Irmão e que Seu filho não foi mais do que a epifania malsucedida da experiência de Deus entre nós em pretensões empíricas de, digamos, sentir na carne o que sua criação sentia. Inconformado ou arrependido, deixou-se matar na ação filicida mais conhecida da história e nunca mais retornou. Obviamente, nem mesmo as areias do tempo dissiparam a crença no retorno do Salvador, visto que a maioria de nós cria na tolerância divina para nos livrar do purgatório em que esperávamos a sentença ou o perdão pelas vidas errantes que levávamos. Exceção eram os recém-nascidos de cabeças assustadoramente ternas e grandes que já nasciam condenados a nada esperar; por eles nem mesmo Deus velava, disse o velho, e, mais uma vez, não faltou quem, entre dentes, desejasse que o velho fosse se foder e calasse a boca, pois jamais apreenderemos o sentido verdadeiro dos desígnios divinos, menos ainda um velho afeito a temas perversos, atitudes arrogantes e uma recalcitrante incapacidade de aprender qualquer coisa nova. Por muito menos do que tais ofensas insanas, Deus já havia demonstrado seus pendores vingativos e a ira divina sempre foi proporcional à insolência de suas ovelhas, apenas que maculada por certo grau de injustiça na medida em que muitos, quase todos, pagam pelos desvarios questionadores de uns poucos, e outros tantos a pagarem pela transgressão de preceitos religiosos, ignorantes de mandamentos morais e desconhecedores de castigos piores do que o nascer já castigados.

O velho bem que tentara agregar ao seu redor militantes de uma seita que, pela preguiça reinante ou originalidade tacanha, piegas, pensava em denominar TARA – Tabernáculo Agnóstico do Reino do Amanhã, cuja preleção inicial reuniu trinta pessoas, entre curiosos, indolentes e vagabundos, e, de modo introdutório, apresentou as bases conceituais sobre as quais esse germe de nova religião se assentaria e propagaria. Essencialmente, tratava-se de uma proposta calcada no agnosticismo revisado no aspecto da impossibilidade de se conhecer Deus, mais pela inutilidade dessa empreitada, em termos de espera e tempo, do que pelo fato, dado em si, da incompreensão e não apreensão de Deus, tornando esse embate meramente infrutífero e improdutivo, tal como eram nossas vidas. Seu aspecto itinerante acompanhava a tendência da grande massa de gente deslocar-se a esforços de caracol de um lugar para outro ininterruptamente e, finalmente, uma evocação concedida a uma possibilidade consistente de esperança depositada na noção imprecisa de "amanhã" e seu reinado de incertezas.

Naturalmente não lhe contaria todos os detalhes da última vez que lhe prestava atenção em sondagens de detalhes que me pareceram nunca antes percebidos, e a angústia de velá-los e enterrá-los com a mulher, sem nem ao menos explorar seus significados, tornou aquela varredura de impressões inéditas muitíssimo mais dolorida e triste; dos seus pés pude perceber as unhas opacas, cortadas sem capricho ou na pressa, marchetadas em dedos marcados por calosidades na maioria das articulações e os pelinhos pontudos e levemente eriçados, principalmente no dorso dos dedões, e suas pernas torneadas em esmeros de carpinteiro, e veios azulados salientes, aqui e ali, sobrepondo-se a cicatrizes lineares de arranhões distraídos na lida doméstica. Seu ventre elevado, coberto pelo vestidinho de estampas exageradas, comprado para alguma ocasião especial e que foi com o tempo desbotando-se, obsoleto às oscilações intempestivas da moda, como se você fosse, alguma vez, preocupada com modismos escravizantes; e seu peito não mais arfante, e agora pensar assim, os seios inertes, duas proeminências escorregadias para os lados, repletos de um leite sem serventia; porém, ainda alçando-se à pretensões sensuais. O colo escavado no silêncio de respirações ausentes; e seu rosto, e como me penalizava vê-lo em máscara de cera sem as entonações incomuns da surpresa, nem mesmo a da dor final, apenas as cicatrizes dos tempos difíceis, riscadas em contornos de rugas finas nos cantos dos olhos e na fronte e entre o nariz e a boca, em cada lado, compondo expressão de nada, do que foi, e a face da morte sem mais a fluência de afetos e sentimentos, com aquele aspecto céreo ou de mofo, ou, sobretudo, de ausência. Era isso o que mais doía, o silêncio inapelável, a falta de préstimo das lágrimas; e seus cabelos desordenadamente alinhados em estéticas defuntas e você não mais ali. Meu Deus!, que tristeza: o vazio da minha vocação de palavras suaves, carinhosas, pensadas e nunca ditas; jamais o meu dobrar-se a um agradecimento; aspereza emudecida e impaciente. A criança alheia, ronronando argumentos pueris em sonhos de anjo; e a chuva lá fora estancando-se; e somente o som das corredeiras de água lamacenta, o ganido fraco de um animal. O gotejar de suor e chuvas, glóbulos de água arrebentando-se nas superfícies, insistentes, monótonos, como os minutos rastejantes das horas que nos oprimem.

Eram corredeiras de lama e águas barrentas, esteira descontrolada a arrastar partes de árvores, ou elas inteiras, arrancadas até a raiz, e pedregulhos e arbustos, folhagens, rochas impetuosamente carregadas pelo fluxo da enchente campo abaixo, esgarçando, depois extraindo da terra o cercado de fios de arame e paus de eucalipto como se fossem palitos debilmente enfiados no chão. Córregos ajuntaram-se numa corrente robusta de águas e resíduos pelo declive e costearam a casa onde a mulher dava à luz, imersa em contorções ineficazes e, por isso mesmo, cansativas, exaurindo-se lentamente em hemorragia, suor e lágrimas. Onde o homem arava o barro do terreno com seus passos escarvantes, ensimesmado, roído por pensamentos circulares sobre a tormenta, apanágios miseráveis e preocupações, atordoado pela chuva incessante e pelos gritos, cada vez mais lancinantes, da mulher. Onde a cerca espichou-se e embolou-se pela força da correnteza, envolvendo em abraço sufocante, a uns cinquenta metros adiante, o tronco de uma árvore decana, imponente em resistir aos fluxos selvagens que a chuvarada acumulada nas encostas despejava por tudo. Onde um cão, arrastado pelo encrespamento rude da chuva em meio a grunhidos e tentativas vãs de bater as patas e nadar ou tatear algo na margem em que pudesse cravar os dentes e defender-se do repuxo, acabou por se enredar nos fios de arame de encontro à estimada árvore do homem e, enroscado entre arames e galhos desmembrados de outras árvores de menos sorte, sentia a água espessa golpeando-lhe o focinho e as orelhas em palmadas líquidas, sem mais fôlego sequer para arfar por ajuda.

Na medida de tempo dos cães, é possível que tenha transcorrido um tanto beirando a eternidade e, se fosse igualmente possível que o cão calculasse sua permanência em inconsciência, pelo menos nisto haveria igualdade entre cães e homens, a duração eterna com que se espera desesperadamente algo acontecer em socorro a profundo desamparo, algo que nos tire do buraco sem fundo, movediço, a nos puxar para a escuridão da morte; uma eternidade em unidades de tempo canino ou humano foi o que durou a inconsciência do cão, àquela altura já sem saber o quanto tinha engolido de lama liquefeita a pesar-lhe no estômago, inconsciência hipnagógica, alucinante e incerta, atravessada por sonhos de gritos intervalados de mulher, de silêncio interposto, do choro agudo de uma criança recém-nascida atravessando a cortina chiante de chuva. E o mais perturbador, o urro dorido, quase uivado, navalhado, rascante na noite, de um homem de feições modeladas na brutalidade de trovões sobre pedras atritadas entre si em desmoronamentos e rachaduras permanentes, o mesmo homem que o encontrara além da eternidade, o que o ergueu pelo pescoço depois de desvencilhá-lo dos fios de metal e dos detritos trazidos morro abaixo; o homem que, por ter-lhe devolvido à vida, talvez se arrogasse algum dia em juízos peremptórios o direito de tirá-la, levantou-o até próximo os olhos em fendas de desconfiada análise, cenho franzido por graves considerações; estalou os lábios e o levou, enfim, para dentro da casa. O cão sacudiu-se em previsível resistência e deteve-se assim que sentiu novamente o estômago pesar-lhe gorgolejante, e concluiu, derrotado, que a eternidade não era medida tão extensa assim e, tampouco, o destino seria algo que valesse a pena se preocupar mais do que a urgência de um vômito iminente.

A antecedência com que se poderia prever a catástrofe climática que inundou de lama e entulhos a cidade tornou-se obsoleta pelos outros fatores que explicariam, anos depois, os deslizamentos de terra e a morte de milhares de pessoas. Em parte, o município de seis mil habitantes estava encravado num vale de matas penalizadas pelo desbastamento caótico da vegetação e pelas queimadas insanas, rodeado de montanhas de cor rósea como que recém-escalpeladas da mata pela febre da cultura de uma planta medicinal aparentada da árvore que o homem cultivava com diligências maternais, espécie recém-descoberta de um arbusto com propriedades anticancerígenas, do qual se aproveitavam as raízes, depois de um crescimento lento de cerca de seis anos, e que era vendido a peso de ouro pelos donos de algum pedaço de terra que comportasse cinco a dez arvoretas apertadas umas pelas outras. Tais propriedades medicinais foram propaladas num conhecido canal de televisão e, pretensamente, haviam curado uma outra febre que eram os cânceres de intestino, um mal que devastava vidas em números exponencialmente crescentes. Ao certo, não se sabia por que a frequência desse tipo de mal era tão mais incidente ali. Cogitou-se qualquer coisa sobre microelementos presentes na água do rio que, represado a vinte quilômetros ao sul, supria de água potável a população, embora a teoria mais aceita e já há anos debatida pelas sociedades médicas se baseava na alimentação enfadonha e sem atrativos da região. Cardápios de enlatados e conservas caseiras, derivados suínos de todo tipo, muitos deles armazenados à moda antiga, defumados ou excessivamente salgados para durarem gerações, eram a regra alimentar tradicional e hereditária. Desde crianças em idade precoce e inapropriada para gulas de alimentos que não fosse o leite, até velhos octogenários – se chegassem a tanto –, quase totalmente edentados, valiam-se todos de pratos à base de embutidos, ora como complemento do café da manhã, ora como refeição principal, revelando uma possível herança gastronômica de ascendência germânica e facilitada pela criação de porcos deixados para empanturrarem-se livremente pelos sítios e chafurdarem matas, plantações e terrenos ainda férteis.

A vasta maioria dos morros teve suas terras rasgadas depois de fendidas para o plantio daquela espécie de árvore supostamente trazida de um país asiático por um veterinário amador que, movido por alguma sandice investigativa, resolveu aplicar infusões da tal raiz em experimentos com porcos portadores de tumores intratáveis, que eram trazidos por donos desesperados por salvação e misericórdia, primeiro terrena e depois divina, para seus animais de estimação em estados de saúde periclitantes. Não havendo mais o que fazer, tecnicamente falando, o veterinário sugeria a aplicação da infusão do vegetal, como medida paliativa e derradeira esperança aos animais moribundos, com a aquiescência desanimada dos donos. Surpreendentemente, numa casuística de algumas dezenas de animais, uns três por cento recuperaram-se, é bem verdade que meio abobalhados, sequela que o amor incondicional dos donos tratava de arredar para cantos mais nebulosos da memória, tão felizes estavam. Logo, extrapolando o necessário e cuidadoso bom senso sobre curas inexplicáveis, milagrosas, as qualidades farmacológicas da infusão se espalharam com velocidade inacreditável, incitando a experimentação do produto em seres humanos, levando-se em conta a pouca diferença genética entre porcos e humanos. Por um momento, deu-se uma trégua à lamúria e comportamentos pedinchões aos santos; promessas foram interrompidas e a igreja se esvaziou. Deus foi frouxamente invocado em agradecimentos e louvores impacientes, pois o que se queria mesmo era uma porção de raízes da árvore, ou para venda a valores vis num mercado crescente, ou para uso em si ou em algum familiar infestado de células cancerosas a corroerem as tripas, a trancar o fluxo do intestino e a tingir de vermelho rutilante as poças de água dos bacios de falsas porcelanas.

Fizeram-se vistas grossas e ouvidos mochos aos apelos de segmentos ínfimos e bem informados da sociedade, que viam na histeria coletiva em torno da recém-descoberta espécie vegetal o prelúdio de algum abalo na ordem natural das coisas. Também não se deu crédito à contingência de montanhas e morros pelados de vegetação nativa cercando a cidade, e tampouco onde fossavam os porcos, e onde a atmosfera abarrotada de gases poluentes condensava os seus vapores num gigantesco buraco; nem à prevalência de chuvas torrenciais repetitivas naquela época do ano; ao efeito estufa, fenômeno que estava na ordem do dia dos acontecimentos cataclísmicos noticiados, insidiosamente derretendo geleiras, catalisado por extensas queimadas; sequer consideraram as perorações do pároco sobre o fim do mundo mais do que uma retórica importuna e deslocada.

Numa daquelas noites em que a quietude das folhagens mobiliza suspeitas antecipatórias de desgraças, instinto remanescente de tempos pré-históricos a agitar-se em batidas mais intensas do coração, garganta seca e pelos eriçados em antevisões de horrores impossíveis, o fluxo dessas elucubrações premonitórias, baseadas em pequenos desarranjos da ordem natural e costumeira dos dias nos mais sensíveis, foi interrompido pela formação de uma enorme abóbada plúmbea encrespada nas franjas que, por sua vez, revolteavam-se em círculos sobre si mesmas. O cinza azulado das nuvens era riscado por relâmpagos caóticos, logo retumbados por trovões ensurdecedores. De imediato soprou em rajadas violentas a ventania, trazendo em galopes infernais a chuvarada, numa rapidez de gritos abafados pelos humores instáveis da natureza disposta a cumprir castigos sobre o lugar. Em trinta e sete minutos, uma torrente de águas, lama, vegetação, pedras, detritos e lixo despejou-se com rapidez indescritível sobre a cidade, devastando construções, plantações, mutilando pessoas, afogando porcos e gente, achatando-as inapelavelmente contra os rochedos e as poucas árvores de robustez extraordinária, indiferentes ao desabamento que se operava no mundo e a que muitos chamariam de castigo pela blasfêmia da veneração aos porcos e às curas da árvore consagrada. A abundância da água jorrando das nuvens em chicotadas interrompidas pelo rugido do vento para, em seguida, retomar em ímpeto de infortúnios derradeiros abateu a pequena comunidade rodeada de morros machucados e arruinou definitivamente sua estrutura social. Sem água potável nem energia elétrica, os sobreviventes atordoavam-se à procura dos parentes, de pertences, principalmente documentos e dinheiro, além de objetos de pequeno valor que lhes conferiam sentido e nos quais projetavam partes vitais de si mesmos antes da tragédia. Aos poucos mensuravam o tamanho da desgraça, tropeçando em corpos desarticulados encobertos de lama, ossos expostos em fraturas terríveis, e em formas confusas, desarticulados, bocas espremendo lama entre os dentes. Muitos olhos vidrados numa espécie de apoplexia diante do absurdo horror da morte iminente num segundo, consumada no outro; mãos contritas em apelos lamentavelmente sem serventia. Ao cheiro repugnante de lodo e esgotos se misturava o odor metálico, levemente adocicado, do sangue; e por toda parte o chiado colérico das águas começava a ceder. Foi então que lamentos, gritos desesperados de cansaço, de pavor e dor, ganidos de cães e de crianças desamparadas, urros, pedidos de socorro e invocações a Deus se fizeram mais presentes e, a despeito da intensidade desses clamores, pairava sobre a paisagem assolada uma surdez inerme, manifesta naquele lapso de tempo em que é preciso processar a estranheza de uma tal barbaridade e não se encontram forças para decisões, em que a ação é puro reflexo instintivo e em que o senso de solidão é o mais terrível possível.

Dezessete dias depois, o lameiro dava lugar a formações pétreas de barro que já trincavam aqui e acolá nas poucas superfícies lisas que remanesceram das chuvas inauditas. Montanhas inimagináveis dos resíduos de alvenaria, árvores, carros, embalagens plásticas, roupas inaproveitáveis, carcaças de animais e possivelmente de pessoas desaparecidas erguiam-se como monumentos às avessas à desventura que desceu sobre a cidadezinha e, na mesma medida em que se elevavam montes de entulhos a alturas improváveis, também se estendiam por quilômetros, alastrados como erva daninha. Vapores fétidos exalavam desses montes e eram tão densos como uma neblina amarela a atenuar em borrões as linhas desenhadas no horizonte, embebiam-se na saliva e no ar que se respirava, pegavam-se à pele de modo indelével – eram, por fim, insuportáveis e, quando a sanitária intenção de enterrar parentes, conhecidos e animais deu lugar à aflição injuriosa de que nada mais valia a pena, dada essa outra calamidade mais afim com a noção de inferno que a maioria conjecturava e que abalroava as esperanças de recomeço, finalmente os sobreviventes entenderam: o tormento infernal da seca em seus primeiros dias apenas havia começado.

O homem estreitou os olhos em trejeitos de felino traiçoeiro e ergueu o canto da boca numa manifestação que bem poderia ser a de um sorriso forçado ou de escárnio e, quando o pai o encarou em semblante de rocha talhada por sóis sem conhecimento de clemências, perfurando-o com olhares de raiva prestes a explodir a pretextos mínimos, espumando veneno espesso, o homem recuou, deu meia-volta e juntou-se a um grupo de desmazelados já bem conhecidos por provocações e tendências violentas contra os andarilhos. Então o pai pôde descontrair os tendões da mão que segurava uma clava rudimentar de osso da coxa de algum animal sucumbido na grande catástrofe das chuvas, olhou-me, ergueu o saco de tecido tramado em pompas de linho encardido e acenou quase imperceptivelmente com a cabeça para que seguíssemos com as pessoas que se deslocavam em sentido contrário aos bandoleiros. Eu, por minha vez, afaguei o lombo do cão trazido em imprevistos de berço de linhagem sobre as costas e suspirei aliviada / *você desceu as costas da mão por meu rosto enquanto eu dormia. Confiante no meu sono, a mão desceu em movimentos espiralados de carinho sobre minha barriga, meu umbigo; daquelas covinhas, o umbigo, pequenas aberturas que devem servir para alguma coisa, insuspeitas, e a mão úmida em orifícios circulares em movimentos úmidos. O calor, o sono, um suspiro, uma contração súbita de carnes, eu acordada e você surpreso de encontrar meus olhos acesos; o cão a nos perceber, e somente o cão talvez soubesse* / e seguimos, ambos, aos tropeções, por sedes jamais saciadas inteiramente.

Tão logo as chuvas cessaram, as nuvens se dispersaram carregadas por ventos mais conscienciosos, desvelando o céu cujo brilho azulado insultava por sua beleza a feiura terrena. Cerca de vinte quilômetros dali, o homem deitava, sem o cacoete natural das fêmeas, a criança no berço que ele mesmo manufaturara, depois de oferecer-lhe leite em arremedos de ordenha derivado da mulher morta e limpá-la dos líquidos pegajosos com as sobras da água que seria para o café, secando-a e enrolando-a em tecidos que julgava confortáveis à pele tenra da criança / *um ataúde revestido de panos delicados para receber a mulher, embora o exterior de madeiras toscas arrancadas à força das paredes, escolhidas pela misericórdia das águas em não empená-las, arrancadas a golpes de um malho lanhado pelo uso, extensão dos braços, reificação da raiva que se apossava dele e ambos, o malho e ele, entoaram uma elegia triste de batidas cruas do metal contra as paredes a destacar pranchas de madeira; as batidas cruentas do coração contra o gradil de costelas afligidas pela respiração ruidosa e as pranchas amontoando-se e sendo depois fendidas à feição de um caixão. O tampo cortado segundo a medida do caixão, segundo a medida da mulher, livre do peso da vida, dispensada do ofício doloroso de viver, os dentes da serra arranhando a madeira encharcada em fricções de desesperação. Mesmo os pregos em resistências obstinadas de enterrarem-se na madeira, e depois enterrados no lodo com a mulher; e quantas vezes é preciso sepultar uma pessoa até que ela não tenha deixado mais nada em nós, a não ser os pregos fincados nas paredes da memória? E o malho lhes acertando as cabeças chatas em golpes de pulsação de raiva e comoção. E você deitada como a criança no berço; porém, em sono ininterrupto; e jamais poder lhe dizer que você foi o cravo mais profundo em minha carne /* e o dia findando-se indolente. Os insignes velhos que não se afogaram ou desmembraram-se a gabarem-se secretamente das previsões de chuva, lida no esboço das nuvens, nas impressões trazidas pelas aragens extemporâneas do verão, no movimento das aves, na disposição das sombras dos morros e em tantos sinais indecifráveis ao apunhalamento das horas; agora, os que não morreram submersos em barro ou quebrados ao meio a lamentarem-se em perjúrios de pouca fé, partilham sua dor com todos os outros, à exceção do homem que, sozinho, carrega de arrasto o esquife onde jaz deitada sob mantos de abandono infinito a morta. A dor do homem sobe-lhe à garganta em engulhos ácidos à medida que o traslado solitário se arrasta, puxado por uma corda envolta em dois laços apertados no caixão a murmurar rangidos. Quando a mão e o ombro sangram e uma dor queima-lhe o pescoço, arria a carga no lamaçal. Caído com os joelhos imersos apoiados no chão disforme pensa em chorar com o rosto de encontro ao lodaçal e, mais uma vez, deixar-se absorver pela terra. Então, ouve o ganido. Apura os sentidos na direção da lamentação e vê enrodilhado na cerca tombada o cão a debater-se em padecimentos de fuga ineficazes.

Não há medidas para o sofrimento de quem quer que seja e a verdadeira empatia a nos aproximar da realidade alheia é um exercício para poucos. Se pudesse avaliar objetivamente o cão, cada larva uma semente a germinar padecimentos no couro de pelagem dura e, no conjunto, as dores larvárias somadas e o sofrimento a aumentar no semblante acabrunhado do cão a pedir-me, sem pedir, um lenitivo àquela dor; a chaga pululando larvas e o cão a pender a cabeça para o lado, como se sob o peso dos vermes, a vencê-lo, empurrando-o de encontro a terra. Se pudesse, uivaria dores, e eu em coro a uivar lamentos, premida pela angústia do animal. Em contrapartida, sabia de alguém que tinha um tanto de éter, por saber das propriedades do éter em atoleimar as larvas, por ter lido num compêndio de parasitologia deixado para trás numa casa outrora opulenta, talvez por pessoa entendida nos melindres desses seres nojentos. Então procurei um sujeito mal-encarado como todos os outros, mas um certo véu de ruindade sobreposto à sujeira empoada do rosto quadrado; e ele a negar-me o líquido, a menos que minha boca de encontro àquilo que já presumira no pai uma vez, o olhar expectante em antecipações de satisfação inesperada e fácil, e a dor do cão a atoleimar-me, a vontade dos joelhos vencidos, empurrados contra o chão e, depois, a cuspir-me em acessos de nojo e desprezo, e a vomitar o gosto azedo, leite talhado em aromas rascantes de ureia decomposta; mas o éter comigo, guardado num frasquinho escuro, odor inebriante, adocicado, e eu a pensar sobre até onde vamos ou o que engolimos por uma causa, rindo-me da dor prometida aos vermes, que carregava no frasco e na boca.

O grande temor era o de que pudesse morder a língua inadvertidamente. Mordidas na língua eram exageradamente dolorosas, de cicatrização igualmente dolorida porque toda vez que mascava uma porção de carne seca, por exemplo, a sensação de triturar cacos de vidro com os dentes, perfurando com pontas afiadíssimas as bordas da língua, causava-lhe arrepios e profunda apreensão. Então, tomava precauções com a mastigação do que quer que fosse: carne, folhas secas, gravetos miúdos, insetos e suas larvas e, cheio de zelos, não se perdia em distrações de nenhuma espécie até que tivesse engolido o bocado. Fez disso uma doutrina cujo conjunto de instruções previa a difícil prática de ater-se plenamente a tudo que levasse à boca e implicasse em movimentos mastigatórios. Homem de poucas palavras, às vezes perdia-se em contradição desassossegada ao deparar-se com a importância neurótica que atribuía à língua, enquanto instrumento da digestão, em contraste com a inépcia com que a utilizava na fala, na comunicação com outras criaturas. Taciturno de caráter e investido de poucos movimentos surpreendentes, poder-se-ia atribuir a ele a pecha de dispensável, daqueles tipos sem a menor importância coletiva ou individual, através dos quais os olhares transitam sem nenhum impedimento físico ou de natureza subjetiva: um nada, em resumo. Talvez, por uma concessão em nome da benevolência que perdemos ao nascer, pudesse se definir como uma saliência insignificante a mover-se despercebido no cenário da vida, quando muito a representar um papel obtuso de um drama do qual se encontrava completamente alheio. A não ser para uma pessoa, que via nele e nessa idiossincrasia temerosa e irritante de morder a própria língua uma virtude, essa força pessoalíssima e intransferível, absolutamente particular do virtuoso, que era justamente a de, alheado aos infortúnios da estiagem, submeter-se a um estado de concentração incomum em que todo o resto se convertia em pó, na condição de mistério dissoluto, fadado a jamais ser compreendido. Portanto, não era pela busca da compreensão dessa pantomima, mas pelo arrojo de arriscar-se a um sentido que não apenas o de enfiar na boca os grãos e folhas da ração elementar daquela gente, mas o de deslocar a necessidade para uma importância além do instinto. Que, no fundo, era o que ela queria também. Contudo, concernente a outro aspecto, o sentido além do ato instintivo, além do desejo / *– o que foi? Meus olhos ardentes fixados nos seus. Sinto o cenho enrugar-se e a cabeça em pulsares de martelo em forjas de dores e náuseas e você incerto sobre o que perguntar, ajeitando-se e a mão a cobrir-lhe o sexo em palpitações de alívio; e pude notar um leve tremor de lábios, os meus, e o uivo do cão julgando possibilidades funestas entre nós.*

– O que foi? /

Que sentido há em defender-se da própria língua? Mesmo assim, um homem de poucas palavras e muitas precauções com a língua. O medo obstinado de lacerá-la e engoli-la; a dor da desatenção pior que a da laceração; o laconismo, até mesmo quando morreu, sem um ai, caído feito uma tábua inútil sobre seus poucos pertences e encoberto por suspensão espessa de pó / *em câmera lenta, a queda de um animal; ergueu-se uma cortina de poeira vermelha em torno dele, disse o pai* /. No entanto, esse aspecto lacônico não condizia com a verve compulsiva, exercida frente a outras pessoas, arrebanhadas em adinamia perpétua para ouvir os discursos inflamados do velho sobre qualquer assunto. Em verdade, diante da morte não havia muito a ser dito.

Aquele a que chamavam Velho reuniu-se aos caminhantes quase dez anos depois do dilúvio que arrasou o país, numa das passagens migratórias antológicas por um vilarejo fantasma, do qual sobraram apenas três ou quatro edifícios de fundações e paredes erguidas sobre pedras retangulares talhadas à mão e ajuntadas com barro e bosta de vaca. Quando os caminhantes se aproximaram, entretidos em avaliações preliminares das construções onde albergar-se e passar os próximos dias, um menino de cabeça grande e guedelhas revoltas atraiu a atenção entorpecida dos demais em gritinhos agudos como besouros a pulular nos tímpanos. De longe se via um homem de cócoras sob um alpendre de folhas de zinco a lamber-se depois de aparentemente ter-se satisfeito com o conteúdo de uma lata de feijões, dedos sugados com obscena satisfação gastronômica. Vislumbrado o grupo a aproximar-se, ergueu-se com dificuldade, ajeitou os ralos fios de cabelo encanecido sobre a calva do vértice da cabeça, estapeou-se do pó aderido às roupas e foi-se aproximando. Logo se notava uma cicatriz sobre a sobrancelha direita até o maxilar, como se aquele lado do rosto tivesse murchado inesperadamente, a assimetria do rosto, consequente a tal defeito adquirido, tornava-se mais ou menos perturbadora conforme o homem fosse visto de um lado ou de outro. Esfregou o dorso da mão sobre a boca lambuzada e saudou os passantes em voz rouca, despretensiosamente atento ao menino que saracoteava e gritava. Quando se deu conta da mãe da criança em propositada atenção ao que atraía a agitação do menino, deduziu, quase instintivamente, que os feijões não lhe caíram bem.

Espreguiçou-se estirando o pescoço para o alto em flexão prazerosa, espichou os membros e sentiu com alívio estalos na coluna. Depois, relaxou, ergueu-se do estrado arranjado de última hora, coberto de trapos sujos, com preguiçosa intenção de começar novo dia. Coçou lesões urticantes nas coxas, no saco e braços e esticou-se mais uma vez, sentado, o olhar perdido na distância do horizonte abrasado, sem saber ao certo o que fazer além de levantar e pôr-se a caminhar na direção em que os retirantes seguiam, permitindo-se uma parada nos destroços do hotel onde poderia revolver regalos espicaçados de reminiscências de quando era jovem em meio a toneladas de entulho e cimento esfarinhado. O gosto sulfúrico de todas as manhãs na boca, espessando a saliva, foi relegado ao esquecimento, tão logo os cantos dos olhos comicharam pela remela acumulada na noite. Em movimentos suaves, removeu as crostículas, observando-as com despropositada atenção. Esfarelou-as até soltarem-se do dedo e enfiou o indicador numa das narinas à procura de mucos ressecados; puxou-os com o dedo em gancho e observou o aspecto escurecido da minúscula massa saída do nariz; embolou-a entre os dedos e lançou-a no ar num movimento de piparote. O certo é que não era afim dessas puerícias, mas não negava a satisfação do ar morno penetrando nas narinas sem obstáculos inconvenientes. De pé, ignorou a ereção matinal / *meus dedos endurecidos sulcaram uma passagem onde antes não havia nada (como a boneca) e a umidade brotou em jorros culposos* / e ajeitou a calça, refazendo o laço da corda que servia de cinta. Vestiu a camisa de popelina vermelha, descorada, puída e malcheirosa. Acomodou os óculos caolhos de uma das grossas lentes, alisou o cabelo endurecido pelo pó e pensou reflexamente em aliviar o intestino, embora nenhum sinal objetivo dessa necessidade, nem mesmo o desejo de mijar fluxos de urina rosada e urente dos últimos dias, alguma infecção talvez, ou a corrosão dos canais por onde a urina corria como lava. Como saber? Do bornal apanhou um vidro de conservas onde guardava a água de beber e bebericou uns poucos goles. Na realidade não sentia sede, apenas um vazio no estômago que bem poderia ser fome, esse tipo de fome sempre presente, jamais satisfeita na escassez do que comer, um dia grãos esfarelados, noutro conservas há muito vencidas a incharem em expansões de gases as tampas enferrujadas, prontas a estourar ou a matar uns quantos do botulismo. Raras vezes alguma folhagem ou agaves opondo-se à definhação pelo calor escaldante. Roeu cinco ou seis broas carcomidas por insetos e arrematou o desjejum com mais um gole generoso de água salobra. Arrotou odores causticantes em estrondo comprido e riu-se da proeza. Recolheu os pertences no bornal: outra camisa de mangas curtas, um par de cuecas oleadas de imundície, um canivete onde se podia ler *steelnoxmade i* na lâmina, alguns vidrinhos onde juntava sementes e uma caixinha de conteúdo misterioso, oxidada por sardas de ferrugem a cobrir-lhe o rótulo gasto.

Pensava chegar às ruínas do hotel depois de sua palestra matutina, acomodar-se a uma mesinha recostada a uma pilastra roída, alisar a barba selvagem e esfregar a mão na fronte na pretensão de secar o suor emulsionado no sebo que destilava incessantemente, antes de tombar no terreno ressequido, erguendo poeiras, alvoroçando insetos e dispersando o conteúdo do saco que trazia à mão. Tendo proferido bravatas e provocações, lembrou-se de apanhar uma vasilha de água potável em casa e, lá chegando, sorveu um gole generoso como um prêmio justo à falação da manhã. Inconsciente, não viu soltar-se com a queda a tampa da caixinha ferruginosa que trazia no bolso da calça, e nem um xistozinho de contornos irregulares rolar sobre o chão a refletir intensamente os primeiros raios de sol do dia. Assim pareceu morrer e nada houve de surpreendente naquela quase morte que imprimisse alguma marca na história do mundo ou de qualquer pessoa e, antes mesmo que pudesse ser lembrado por alguma proeza pessoalíssima, alguma frase de efeito imediato ou retardado em lembranças transitórias, algum gesto que alterasse a ordem inexorável do nascer, persistir e morrer, um estender de mão, um sorriso desbragado, um carinho trivial, qualquer coisa, ele já estava irremediavelmente esquecido.

De longe o homem emergiu de pensamentos sobre a filha e o cão e observou o corpo do outro afrouxar os joelhos e deitar-se pesadamente sobre o solo; viu a névoa poeirenta borrifada cobrir o desfalecido; viu um brilho minúsculo faiscar em intensidade variável conforme a poeira assentava-se, um ponto cintilante impregnando as profundezas da retina por um tempo longo o suficiente para atribuir-lhe sentidos incomuns e persuasivos.

Que homem não guarda algum tesouro?

O que éramos senão nômades a escarafunchar terras à procura de água e assentar-se por um ou dois anos nos lugares menos inóspitos? Tal como acontecia agora, percorrêramos milhares de quilômetros numa circularidade previsível, e alcançáramos, incrédulos, o centro da cidadezinha da qual partíramos há doze anos! Nós, um punhado de gente que, rejeitados pela morte que varrera da Terra milhares de pessoas na grande catástrofe das águas, vagava errante, atravessados de pensamentos pendulares e inexatos, como das picadas dos malditos insetos que nos cobriam à noite a perfurar nossas peles, tínhamos de conviver com a luta sem préstimo, sem valia, dos quilômetros percorridos a pé e ironicamente em busca de águas, essencialmente o que nos afugentara do ponto em que nos redescobrimos, boquiabertos; porém, pouco resolutos a elucubrações explicativas ou revoltas interiores. Agora, sob o patrocínio de algum poder perverso da natureza ou de quem a conduzia, éramos recusados nova e peremptoriamente pela morte e, quando a morte se investe de galas de importância insondável e exulta-se com nosso desespero e nos recusa, somos obrigados a viver em ciclos de esperança vazia e desesperança ineficaz, sem ter para quem apelar. Naturalmente muitos morreram ou foram mortos, e a maioria destes não se bateu pela diferença entre estar vivo ou morto. No entanto, quando se está à cata de razões sobre o viver e o morrer é que o sofrimento transcende seu caráter especulativo e se torna desagradavelmente real.

Havia uma comunidade de famílias que nos primeiros anos da década do século passado se instalou nos confins do grande município, entre as terras de limites imprecisos de reservas naturais e montanhas achatadas de terrenos indóceis e duros que, pela inviabilidade de lavouras e de moradias salubres, mantinham importância relativa apenas pelo caráter predicativo das descrições alusivas e comerciais do lugar – cidade de tantos mil habitantes, encravada no pé da serra, de onde descem cristalinas as águas do rio tal e tal: clima ameno, ar puro e paisagens estonteantes, traga a família e venha visitar nossas estações ecológicas e divertir-se em passeios a cavalo ou nas corredeiras do nosso querido rio etc. etc. O caos organizacional do município sequer previa a existência de uma centena de pessoas que viviam de culturas de subsistência e criação de pequenos animais, largadas à própria sorte desde tempos remotos, quando da vinda de desbravadores ou fugitivos àquelas paragens e iniciara-se a povoação daqueles ermos. A ordem geopolítica estimava, na verdade, a existência de famílias vivendo há séculos no interior do vasto município, embora não perdesse o sono esmiuçando número de moradores e outras relações contábeis. De tempos em tempos, algum habitante descia até o centro da cidade para tratativas a respeito de sementes e vestuários, raramente sobre medicamentos ou negociações imperiosas, como a troca de açúcar por sal ou combustível. Da parte dos governantes, pouco interessava quantos ou quem vivia nas encostas daqueles morros, desde que cumpridas duas premissas tácitas entre as partes: que as pessoas não gerassem demandas por direitos, nem mesmo os mais elementares, como saúde, transporte, educação etc., e que o número de pessoas lá em cima não excedesse um limite razoável capaz de obrigar a municipalidade a oferecer garantias sociais mínimas ou ter de recorrer a esforços censitários e cadastrais que, no final das contas, obrigariam ao desvio de gastos para fins ditos sociais em vez do uso comum no interesse de particulares mais rentáveis do que um bando de expropriados. Acordo selado, nenhuma das partes inferia qualquer aspecto sobre a outra e, muitas vezes, nem mesmo lembravam-se da existência uma da outra, imersas em sobreviver, de um lado, ou se fazer notar e atrair dividendos, de outro.

Por essas particularidades, quando aquela a que os velhos sobreviventes chamaram de a chuvarada do milênio despejou-se sobre o país e o município e afogou, soterrou ou mutilou milhares de pessoas, os setores municipais responsáveis pela busca e resgate de vítimas ignoraram por completo a possibilidade de haver algum morador nas encostas e, menos ainda, a possibilidade de haver sobreviventes diante da decomposição apocalíptica da paisagem. Por seu lado, os das escarpas e montanhas já sabiam que, se houvesse uma teofania que os redimisse e levasse ao aconchego sereno do Pai, nada nem ninguém poderia salvá-los da própria ignorância por permanecer tanto tempo encarapitados em morros cicatrizados por deslizamentos antigos, ranhuras desprovidas de vegetação a verterem preocupações e a alimentarem terrores futuros. Foi assim que o poder público da capital excluiu definitivamente da história aquelas pessoas, relegando-as à pequenez de uma placa de latão, diluídas em escrita floreada e despropositada sobre a perda inestimável de nossos irmãos soterrados pela intempérie, malcuidada e disposta num pedestal decrépito numa praça abandonada do centro da principal cidade do país.

Derramou-se em lentidões de elefante e cobriu-se apenas com trapos enodoados a observar-me trocando a roupa. Virei-me e, entre curioso e temeroso, arriei a calça atirando-a para o lado e vesti, de imediato, outra calça de tecido mais leve e menos imunda. Quando voltei o olhar na sua direção, o que primeiro vi foram as pústulas da acne e o buço suado; só depois seus olhos, duas bolas azuis de reflexos penetrantes, fixas em mim. Antes disso, porém, eu vi nela o embaraço, ao trocar de roupa, dar vazão a um encorajamento insidioso no desabotoar dos botões do vestido, primeiro hesitante, depois, com expectativas de provocação. Vi quando ela engoliu com dificuldade dúvidas fundidas com a saliva desidratada, e vi como me observou com o canto do olho à procura de algum sinal de aprovação, de um sinal que fosse, assim que o vestido caiu sobre os pés acinzentados pela poeira da caminhada – um movimento, enfim, que fosse minimamente perceptível em mim e que lhe oferecesse uma réstia de certeza; um apelo à verdade cambaleante das memórias. Vi o desânimo arquear seus ombros e o rosto entristecer-se em linhas a escorregar pelos ângulos da boca em expressão de profundo desapontamento. Vi finalmente os olhos se desviarem de mim e o corpo deitando-se e rolar para o lado, de frente para a parede arruinada de uma construção que invadíramos há oito dias. Na parede, rabiscos inelegíveis e símbolos desconexos, o orifício do que poderia ter sido um tiro de onde partiam pequenas rachaduras radiais. A noite ofegava com uma quentura incomum. Mosquitos zuniam por toda parte, pousavam nos corpos atraídos por nossos cheiros e nos perfuravam até fartarem-se em distraídas digestões quando então, em nome de um prazer inocente, estourávamos os malditos em chineladas contra as paredes ou contra qualquer superfície em que pousassem preguiçosamente. Percebi um deles no mister pertinaz de prover-se do sangue pela sutil movimentação do abdomenzinho a vibrar em sucções famintas sobre a testa da menina e reconheci que no desarme que o mosquito operava em minhas ponderações a respeito de acertá-lo e, como consequência, acordar a menina em humores de animal raivoso, ou deixá-lo saciar-se no sono dela, permaneci empacado por uns instantes e, quando dei por mim, estava a estapear-me à cata de mosquitos que, aproveitando-se de minha hesitação, puseram-se a me picar. Vi a menina remexer-se na cama e suspirar longamente. Enfim, já havíamos nos acostumado com os mosquitos e, de certa maneira, eles se alimentavam desse imobilismo que nos era caro, pois sofríamos apenas por um certo tempo com pruridos, alergias e feridas decorrentes das picadas. Depois, como aconteceu com nossa condição maior de retirantes e andarilhos sem rumo, não dávamos mais importância para essas miudezas cotidianas.

Particularmente hoje, a terra toda parecia calcinada pelo calor; o ar suspendia-se pesadamente sobre a paisagem e lhe conferia ondulações trêmulas no horizonte queimante. De longe chegavam os fumos das queimadas e partículas de cinza depositavam-se sobre a terra como se fossem muito mais densas que o ar, depois de vagar poucos metros em rolamentos de grossas nuvens de fumaça. Cinco meses desde a última chuva rala, nossas provisões de água e alimento minguavam em divisões de denominadores cada vez maiores. Já não contávamos mais com crianças entre nós: a última havia morrido desidratada e, no fundo, todos queríamos ter pranteado sua morte não fosse a escassez de águas ou afetos lacrimosos em todos. O pai da pequena amarrou com arames esfarelentos duas estacas cruzadas à guisa de uma cruzeta e dispôs à cabeceira da cova onde cobriu o corpo descarnado da criança com a terra quente. O mais triste de tudo: os olhinhos esquecidos abertos, baços, a fixarem sabem-se lá o quê. Que dor ou esperança testemunharam ou ansiaram por último? "Pelo menos encararam a morte nos olhos", pensou o homem. Coberto o corpo, um minuto ou menos de imenso silêncio, que era possível sentir no próprio corpo o estalido da vegetação se contorcendo sob o calor excessivo da manhã, conteve a nossa respiração em reverência à coragem da criança; quase um lamento paralisante pela perda de uma relíquia muito querida, nossa última esperança de contato com a inocência. Assim, a cada dia, nos sentíamos mais condenados.

Foi quando, envergonhado pela morte revelar partes de você antes inacessíveis ao olhar e ao desejo, você, pernas arreganhadas num sorriso transversal, sangrante e irônico, incitando o desejo quando já não era mais possível desejo nenhum, e procurei seus olhos e seus olhos saltados em súplicas pelo alívio da dor ou pelo desespero, não sei ao certo o que é mais pertinente à agonia da morte, você também em enfrentamentos de frente, olho no olho, mas a morte sempre vence nesse jogo do sério, porque sua paciência é infinita, como nossa dor. Seu corpo enrodilhado numa última contorção de súplica e depois espichado no interior do caixão de madeiras molhadas e mal ajuntadas, pregos lhe rasgando a carne e eu a cobrir o caixão e numa última vez lhe vasculhar o rosto à espreita de um sinal, uma mensagem, um perdão, e arrastar-lhe dentro daquela caixa e você não mais ali, apenas o peso do que foi a rasgar o chão lamacento em feridas lineares como o prego mal colocado a lhe romper a carne exangue, e em mim algo a constringir o peito, dobrando os joelhos de encontro ao barro e prestes a chafurdar na terra e dissolver-me e esquecer. Erguendo-me, tomei a pá com as mãos e escavei a cova em retângulo incerto e profundo o suficiente para cobrir o caixão e puxei-a para dentro em esforços que sangraram as mãos. Deitei-a finalmente em meio à lama e águas e sangue e a ocultei para sempre com a terra que me renegava. Sacudi as mãos em desatino de fazer o sangue dispersar-se, mas desisti, olhando fios de vermelho liquefeito fluírem punho abaixo. Ergui-me e voltei a atenção uma vez mais ao monte de terra a desfazer-se pela chuva; depois, recolhi a pá, escorando-a no ombro e caminhei vazio de pensamentos até a casa onde a criança chorava notas agudas de fome.

Minha filha nunca teve o caminhar seguro dos bípedes, vitimada pelas circunstâncias do seu nascimento. E é bom que se diga o fardo que essa condição impunha a mim, tendo-a de levá-la para cima e para baixo sobre minhas costas arqueadas; ela jamais tendo a chance de vagar em erro ou a esmo sem que eu a carregasse consoante minha vontade. E desde então, a raiva do mundo, da mãe que a condenou à mercê da vontade alheia, o que é, de certo modo, um castigo injusto; a raiva constante nos olhos miúdos estreitados pelas pálpebras carnudas. E eu absorto em meditações estomacais, imaginando o esforço do estômago a remoer sementes e folhas e a menina estaqueada, apoiada a uma cadeira, a olhar-me, os olhos apertados sob o peso de véus raivosos. A indagarem sobre o ferimento na cabeça do cão a guinchar dores misturadas a decepções, que apenas os cães compreendem. Fios de sangue enxameados por moscas escorriam pela cabeça em direção ao focinho ofegante e gotejavam na terra cimentada. O cão/você a olhar-me em raivas incriminadoras e eu sem nem ao menos entender de onde o osso comprido em forma de porrete rudimentar a acertar-lhe a cabeça; ou seria a tristeza o que eu via em você, plantada no solo, imóvel no empenho de equilibrar-se sobre pernas finas, refulgindo o sol sobre a pele cérea e, pensando bem, você não tão gorda, nem papadas de pele se sobrepondo no colo, nem o buço espigado, nem a acne a lhe deixar cicatrizes escurecidas na pele como lembranças incômodas da feiura; você não tão feia. Vi tijolos expostos por feridas incuráveis no casario; vi dentes sorrindo ao sol enfileirados em crânios pequeninos na casa do velho; vi uma pedrinha reluzente rolar da mão de um morto que colecionava calotas de crânios de criancinhas largadas pelos pais para terminar de morrer dilaceradas pelos urubus; vi gratidão quando lhe presenteei com o xisto a propósito de nada; vi a efusão do seu gesto em direção ao cão retardado como agradecimento; e vi tantas outras coisas, mas não vi você, distanciada da fealdade que, afinal de contas, só eu via; você não tão gorda, você mais parecida com sua mãe, deitada imóvel como uma boneca em sua roupa de flores exageradas; sobrepostas em rendas extravagantes; até mesmo para a terra que a consumiria.

Tendo enterrado a mulher, aproveitou-se da chuva que ainda persistia e lavou as mãos erguidas no que poderia bem ser uma súplica; analisou um corte fundo na palma da mão, reputado a uma lasca de madeira, possivelmente e, como se só estivesse esperando ser descoberto, o corte palpitou dores e deixou-se derramar em sangue escuro. Despiu-se da camisa e enrolou-a em torno da mão; contraiu os dedos sobre o tecido na tentativa de estancar o sangue e dirigiu-se para casa. Nos trinta passos que o separavam da porta, cogitou possibilidades de alimento para a criança dali para frente. Não possuía espécie alguma de leite a que tivesse acesso facilmente e já antecipava desgraças infinitas causadas pelas chuvas... também para a vizinhança que porventura pudesse lhe vender alguns litros de leite. O corte latejava. Tornou a erguer a mão em arremedos de cavaleiro empunhando lança invisível e dirigiu-se até a casa. Com a insistência de um pensamento interdito, pecaminoso, quase obsessivo, desejou que a criança pudesse ter dormido e nunca mais acordasse. Esmerar-se num caixãozinho seria menos doloroso do que não saber o que fazer diante de tudo o que uma criança recém-nascida necessitaria. Imediatamente, arrancou o tecido empapado de sangue da mão e esfregou o corte no encaixe de asperezas rugosas da porta que havia alcançado há instantes e a dor que sentiu foi tão torturante em sua conotação de promessa de nunca mais pensar o mal para a criança que se irradiou para o antebraço em correntes concomitantes de dormência e dolorimento.

Poucos fizeram caso das apregoações do velho e da insistência com que ele instilava desconforto na pachorra existencial dos andarilhos. Os andarilhos preferiam manter-se caminhando à procura de água e alimento, de tentativas de prazeres secretos em encontros fugazes atrás de entulhos de lixo, deitados sobre materiais sintéticos enrugados pelo sol, impelidos por desejos de aliviar-se com outros refugiados ou em práticas masturbatórias solitárias e inúteis, uma vez que tais encontros consigo ou com outrem não afugentavam a solidão miserável de ninguém. Não se importavam com sentidos obscuros para o sofrimento, nem com apelos à redenção; esforçavam-se por aceitar a condenação de peregrinos em estágios antecipatórios do inferno propriamente dito. Deter-se nos discursos do velho agnóstico não acalentava em nada o sentimento de derrota, e era melhor ver o velho como um palhaço inofensivo em quem poderiam cuspir xingamentos em retribuição à precária distração que ele lhes oferecia com oratórias incompreensíveis. Não havia conforto sob o sol, que nunca oferecia misericórdia, nem nos terrenos imundos percorridos em busca de água e alimento, nem no lixo infindável de materiais plásticos e metálicos, nas construções anquilosadas como fósseis, na vegetação estorricada, no olhar untado dos companheiros, nos enxames de moscas confundidos com os urubus em redemoinhos monótonos sobre suas cabeças, nos fragmentos infinitos de vidros estilhaçados, carvões esboroados de acrílico quebradiço, plásticos; vastas quantias de garrafas e copos descartáveis, embalagens de latão, quinquilharias envernizadas, circuitos elétricos multicoloridos, trespassando os calçados e enfiando-se nas carnes endurecidas dos pés em perfurações de espinhos eletrônicos – o mundo recendendo a fumos e mijo. O mesmo sentia o velho, mas em proporções dramaticamente menos devastadoras na medida em que ele mantinha um resquício de esperança na volta da chuva, ou no encontro de um oásis eterno, ou na suspensão da crueldade com que as crianças eram deixadas a morrer / *no caminho elas despontavam da areia como calotas calcárias; na superfície branca riscos incertos a perderem-se no buraco da moleira; inocentes com sorrisos banguelas;* souvenirs *macabros de onde podemos chegar* /, ou no fim da indiferença inesgotável entre os sobreviventes. Um dia, fez uma preleção para um punhado de preguiçosos que mal disfarçavam o desinteresse pelas coisas que o velho dizia e, possivelmente, só esperavam o fim do sermão para sentirem-se minimamente estimulados a xingarem o velho e o afugentarem a pedradas, como faziam com os cães. Disse o velho: "Juntos sentimos a mesma angústia da escassez e da incerteza; olhamos nossos irmãos como aqueles de quem nos despedimos derradeiramente. Distanciados pelo tempo, somente sofremos o que outro já sofreu ou sofrerá e essa contingência nos deveria fazer ver que somos um no sofrimento, e que sobrevivemos ou insistimos em sobreviver movidos por algo que nos escapa, algo que alguns chamarão de esperança, outros de persistência ou preguiça. Mas há algo aí que nos move e nos mantém minimamente civilizados, que nos distancia da besta que trazemos dentro de nós e a que nem mesmo os cães reconhecem parentesco. Se nos voltássemos a investigar, cada um o seu interior, sua essência, descobriríamos que estamos programados de uma certa maneira para não sermos derrotados pelas circunstâncias. Nem mesmo a morte pode nos derrotar enquanto ela trouxer em si a possibilidade de uma dimensão, um mundo além, o que for, melhor do que experienciamos agora e aqui. Mesmo a morte pode ser esperança, o *leitmotiv* que nos impulsiona a permanecer caminhando. Se hoje matamos ou somos coniventes com a morte estúpida de crianças deformadas e inválidas, é porque nos abstemos da dor do remorso em prol de continuar. Mas um dia haveremos de pagar pelo que não compreendemos, pelo que solucionamos apressadamente e pela maldita preguiça que nos impede de ver além desse tormento em que nos encontramos. A ignorância é que é o verdadeiro inferno e a condenação definitiva. Lamentaremos a aceitação da derrota intransponível que carregamos dentro de nós e sofreremos ainda mais por isso. Reparem, por exemplo, nessa pedrinha que lhes mostro agora, cuja insignificância é apenas aparente. Muitos de vocês podem notar o brilho incessante que se desprende em minúsculos fachos coloridos à medida que a reviro entre meus dedos contra os raios de sol. Nada mais que uma possibilidade revelada sob a luz. Ela mesma em nada mais distinta do que qualquer outro mineral que detivesse casualmente a atenção dos senhores e, no entanto, uma preciosidade entre meus dedos, manifesta por duas razões básicas: primeiro, por ter sido notada em sua potencialidade de luminescência, a pequena pedra e, em segundo lugar, por darmos sentido a nossa observação, por termos explorado um significado sobre algo que, de outro modo, permaneceria incógnito, não existiria para nós. Assim, somos, cada um de nós, uma pedra a ser desvelada pelas circunstâncias, cobertas pela fuligem da nossa desgraça, mas em potencial contínuo de refletir a luz do conhecimento e de tantos outros valores que escondemos sob subterfúgios vis".

Por mais meia hora, o velho, num transe de tons monocórdios, discorreu pedantemente sobre assuntos que pouco interessavam àquela horda que se dispunha a ouvi-lo. Um sujeito jovem, caspento, de cabelos revoltos e empapados de sujeira, gritou inesperadamente para que o velho se calasse e enfiasse no cu a pedrinha reluzente. Gesticulava e chacoalhava os braços em movimentos de revolta quando foi contido por uma mulher que mal se mantinha estável sobre as pernas finas de ave pernalta, coberta de andrajos graxentos, tal e qual um espantalho tristonho. Trocaram gestos e saliva espessa que se desprendia dos cantos da boca de ambos, em pequenas explosões de palavras supostamente malcriadas aderidas nas gotas esvoaçantes. Aos poucos a mulher foi convencendo o caspento a afastar-se, mas não evitou que este lançasse um último olhar de desprezo na direção do velho que, por sua vez, encarava-o entediado. Sem mais disposição para discursos vãos, o velho recolheu o saco de linhagem amarrotado aos seus pés, enfiando a pedrinha nele num movimento demasiado solene naqueles tempos e dirigiu-se para as ruínas do casebre onde se instalara desde a chegada ao vilarejo abandonado. Por um momento sentiu-se abalado pela intensidade da raiva fulminante estampada nos olhos do rapaz que o destratou, mas acabou por se convencer de que a loucura era epidêmica, assim como o estado cataléptico das consciências, entre os retirantes e, contra a loucura e a inconsciência, nenhuma censura jamais seria suficiente.

Na hora seguinte o velho morreria, cumprindo-se à revelia de sua vontade, talvez, uma de suas últimas esperanças e, como acontecerá para a maioria de nós, sem ter apreendido totalmente o sentido do próprio fim.

Segundo o que o pai disse, mais de si para si do que empenhado num diálogo, arqueando as sobrancelhas vez ou outra para marcar a dramaticidade do assunto, e logo em seguida afundando-se em cortes de preocupação no cenho franzido, sem, contudo, apagar a tristeza aquosa dos olhos / *e então eu me perguntava por quem seus olhos lamentavam ou por que tristeza pantanosa eles se deixaram imergir e nunca mais subiram à superfície das alegrias minúsculas do dia a dia com que ainda podíamos contar, tamanha consternação nos olhos do pai* / e ele a me dizer, a atirar pela boca fragmentos de discursos em parte factuais, em parte extensão das fantasias e impressões dele sobre o mundo como um fabulista confuso a respeito da diferença entre o real e o imaginário. E o pai disse: "aquela pedrinha parecia um sol em miniatura... e o valor dela não estava no brilho que despontava em agulhadas luminosas dali, e, sim, no valor que o velho atribuía a tudo aquilo". E eu, sentindo a cabeça contorcer-se em espasmo revelador, sentindo a saliva arranhar a goela e descer em bola de ansiedade quando ele disse "o velho". Há muito, o pai era um dos que se dava ao trabalho de ouvir as elucubrações do velho e ajuntava às suas meditações as impressões daquele outro homem sobre a condição em que nos encontrávamos, sobre valores e virtudes esquecidos pela brutalidade que nos marcava. O pai disse, e eu já sabia, o quão denunciador havia sido o embaraço involuntário do nervosismo que a menção do velho operava em mim, "do contrário, não como de outras vezes, o velho foi injuriado pelo filho da mulher, mãe do rapaz caspento, antes de concluir a falação, mas, parece, o velho soube ou sentiu alguma verdade na irritação do rapaz e retirou-se quieto, cabeça pendente, depois de enfiar a pedra nas suas coisas". Então, senti o peso da mão do pai, materializada em milhares de formigamentos ardidos alastrando-se pelo rosto e, desequilibrada, deixei-me cair envolta em escuridão e ainda pude ver os formigamentos espocarem em luzinhas azuis e brancas, muitas de início e, depois, muito rapidamente, evanescerem e se distanciarem engolidas pela escuridão e pelo som distante de minha cabeça de encontro ao chão.

Como um cão, que impressões poderia aferir da vida, dessa vida a que fomos obrigados pela estiagem mais longa da história dos homens e dos cães? Que impressões poderiam ser urdidas pelo destino na convivência entre homens e cães, sob mantos de morrinhas, nossas e deles, confundidas pela fedentina das queimadas? E a terra exalando fumos enegrecidos a confundir formas e cheiros, tornando pouco claro as formas, as peculiaridades que nos definiam e diferenciavam e, agora, nós confundidos, humanizados e repelidos pelos homens que, ao nos afugentar, espantam seus piores demônios a pedradas e pauladas e se seguram fragilmente num punhado de princípios mínimos à convivência em grupo.

Debruçada pudicamente segundo as nossas regras de convivência, e mesmo assim a raiva saturando a atmosfera em ondas de mormaço, e você chorosa, em sacudidas dos ombros desconexos, gemente, tal qual o ganido do cão ferido a correr estonteado, e o peso do calor enclausurado entre as paredes da casa arruinada de paredes incertas a respeito de qual lado tombar, escalavradas de entalhes erráticos a contar histórias dos que aqui passaram antes de nós; e o choro do cão ainda se prolongando na tarde, sobreposto aos ombros sacudidos em salvas de choros convulsos; e a ternura do dorso em contraste com a rigidez com que lhe observo as ranhuras de cicatrizes passadas, como a da casa vacilante que, talvez, caindo nos matasse a todos e findassem todos os remorsos e não fosse mais preciso chorar por um cão açoitado pelo quê? As paredes, também elas com cicatrizes, e as manchas da velhice a dar-lhes aspecto de uma maquiagem malsã em que não foi possível encobrir buracos e poros, por onde insetos espreitam assustadiços; e digo-lhe “por favor, acalme-se que não é caso para tanto”, *e você suspende o choro para entoá-lo novamente em queixumes de cão; ergo-me em meio à dor nas costas e, apoiado numa das paredes, sinto a vertigem escurecendo os olhos e lamento o ato desatinado de maltratar o cão:* “vou trazê-lo de volta, não chore mais, vou trazê-lo”*; e saio auscultando o pranto do animal em direção ao deserto, que é onde os cães se recolhem para morrer, e ponho-me a correr atrás de um abalo recente na morosidade do ar trilhado pelo uivo do animal, prolongando-se em nota dissonante na tarde e, enquanto corro, as casas acordadas do torpor, movimentos rápidos de esguelha de observação recatada e de medo nas portas e janelas caolhas,* insetos assustadiços. *E o lamento cada vez mais intenso, e meus pés revolvendo cinzas e pós e fumos, deslocando pedregulhos, amassando fileiras de formigas danadas erguendo ossinhos no rastro dos chinelos de borracha ressequidos e, finalmente, sou envolvido por som e imagem do cão a tentar esconder-se de mim, o rabo curvado para entre as pernas a me avaliar. E o pior de tudo: os olhos, uma acusação certeira; e eu, ofegante, estendo a mão e o animal, receoso com a ambiguidade* *da mão que ora espanca e ora acolhe, arrasta-se mais um ou dois passos. Um filete de sangue corre pelo olho e transforma-se em lágrima; Pois é o que parece daqui, a essa distância. E eu, resfolegando, suplico que o cão venha, e então me deito, esticado sobre a terra vermelha em estalos de gravetos e vértebras, olhos a lancinar lágrimas inexistentes, e espicho a mão até sentir o hálito do animal que, por desânimo ou por uma complacência inatingível, se deixa tocar pelos meus dedos e, finalmente, exauridos selamos um perdão recíproco.*

Se você observar bem, a vida não é só desgraça havida ou a acontecer, e há muito do que se poderia rir. Veja o caso daquela mulher de pernas compridas feito uma ema, e poder-se-ia dizer mais acertadamente feito uma ema, pois a magreza dela não poupava tampouco o pescoço afligido por esforços de estabilização da cabeça, prestes a dobrar-se enquanto corria atrás do filho retardado, e a mulher uma agonia só, a debater-se à procura do filho, um rapazola de doze anos puxado à mãe na magreza, mas com uma cabeçorra coberta de melenas espessas e duras, dado a insultos fáceis e repetitivos contra os mais velhos dos caminhantes e que se cagava toda vez que se empenhava num esforço trivial. Alguns velhos toleravam as provocações, mas outros tratavam de se vingar por meio de chacotas contra a incontinência do rapaz e o séquito de moscas atraído pela aura de fedor exalado de seus fundilhos. Não que a condição dos velhos fosse melhor, muitos deles demenciados, desdentados, incontinentes e corroídos pelo reumatismo, reviviam os tempos de outrora em reminiscências de fim de dia, quando o calor tornava-se mais suportável e uma brisa evaporava o suor do dia e eriçava os pelos em arrepios tímidos e passageiros de antecipação da noite gelada; descortinavam os trapos das janelas cortinadas e escancaravam as aberturas dos casebres, quase sempre as malocas mais afastadas do aglomerado de construções decadentes que compunham antigamente o centro dos vilarejos. Eram eles que guardavam as poucas memórias de antes da grande chuvarada, fenômeno que, segundo se soube, acontecia a cada meio milênio na dependência de uma confluência de fatores geotérmicos tão improváveis quanto devastadores; eram eles, os velhos, muitos deles moribundos e caquéticos, que apaziguavam as contendas e limitavam a violência palpitante entre os andarilhos mais irritadiços por meio do exemplo, das palavras e do parentesco, pois entre os andarilhos havia diferentes graus de parentesco como havia, por exemplo, entre os porcos dizimados pela enxurrada, mas pouco lembrados em eras de necessidades tão encarniçadamente manifestas. E eram os velhos que tinham as maldades mais detalhadamente elaboradas contra seus ofensores, uma vantagem modelada e temperada pelos anos de experiência no requinte de absorver injúrias. Foi então que um desses velhos, tendencioso nas artimanhas da oratória em público, embora taciturno e comedido na fala quando o caso era de relacionar-se intimamente, reconhecido por reunir vagabundos e desocupados em torno de palestras ardilosas sobre valores éticos da convivência em comunidades e outros palavreados sedutores numa estilística rebuscada e, por isso mesmo, pedante, arguiu num de seus comícios teatrais, aproveitando-se da suscetibilidade das mentes retraídas pela desidratação e pela fome, que o rapaz, filho da ema, deveria ser banido do grupo por tratar-se de um foco perambulante de miasmas que, ao fim e ao cabo, arruinariam as pretensões de todos alcançar o norte verdejante, onde rios de águas cristalinas como diamantes fundidos serpenteavam o pé de vales profícuos, apinhados de alimento e onde encontrariam o termo final da paz.

Atiçados pelas palavras venenosas do velho, os três ouvintes acorreram à casinhola escolhida pelo rapaz incontinente e a mãe pernalta no encalço do miasmático, sob o olhar dardejante do orador. Lá chegando, foram surpreendidos pela pantomima raivosa da mulher advertindo-os para que não seguissem em intenções de importunar o filho, alinhando um arremesso de fezes numa catapulta de elásticos e borrachas facilmente encontrados pelas ruas congestas de lixo e urubus pretos famintos e manufaturada em noites de pesadelos e oração. Impulsionada pela engenhoca, uma porção de merda perfurou a chapa compacta de calor enfumaçado deitado sobre a cidade e, por determinações pouco compreendidas da aerodinâmica de corpos semissólidos, a massa de dejetos como que se abriu em leque e ditames de piruetas fantasmagóricas e espargiu-se sobre os perseguidores, paralisados pela ação bélica surpreendente da mulher.

Instantaneamente, moscas saídas não se sabe de onde cobriram os rostos dos três em sobrevoos nervosos e persecutórios, indiferentes à corrida empreendida por eles, dispersados pela vergonha e pelo nojo, carregando, cada qual, seu montante de moscas e fezes. A noite principiava a insinuar-se nos contornos das construções, das poucas árvores contraídas em ressecamentos anquilosados pelo calor e obscurecia as silhuetas, de modo que ninguém pôde notar o semblante sardônico da mulher de pernas finas e alongadas, nem mesmo o filho, perdido em sentimentos de regozijo e tristeza em avaliações das calças manchadas por borrões indeléveis de merda.

Como aquelas pequenas coisas do dia a dia pareciam desmedidamente caprichosas e difíceis! Verdadeiro sacrifício entornar a água recém-fervida sobre o pó assentado no fundo da meia de algodão e esperar os minutos necessários para que o aroma alcançasse as narinas e o líquido escuro pudesse ser servido em acompanhamento de bolachinhas de sementes de arroz e trigo com casca, agrupados na massa de farinha parasitada e água salobra e postos a fritar em óleo reciclado infinitas vezes, recendendo a látex queimado, como a atmosfera pastosa da manhã; e nós a perambularmos em círculos aqui e acolá, sem nunca nos arrojarmos além de um raio de mil quilômetros quadrados em desertos e lugarejos abandonados depois da grande chuva, repositórios de histórias nos esqueletos das casas e construções erguidas para os mínimos ofícios à garantia de sobrevivência daquelas pessoas. O mundo recendendo ao produto de queimadas sintéticas em forma de navalhas de fumaça a fatiar os brônquios e a erupcionar tumores na cabeça e no pescoço de todos os adultos. O câncer a espalhar-se tal como cancros, a atrair moscas e exasperar os humores; e parecia tão difícil acordá-lo e vê-lo acordar. Bem poderia ser que sentisse algo no estômago hoje, o rosto da tonalidade de uma gema demasiado cozida. Os cantos da boca em curvas preocupantes, sombreados por tristezas e recordações vagas; a dificuldade de vê-lo nu, o corpo como uma porta descascada coberta de manchas escuras e que se tivesse aberto e fechado incontáveis vezes à passagem de coisas idas e retornadas infinitamente; a chaga no pescoço, coberta por uma crosta prestes a trincar e verter líquidos, ainda com os restos de uma cataplasma acre repelente de moscas e que à noite entremeava dores juntamente com a coluna a atritar vértebras / *pai, alguma coisa no seu pescoço chama a atenção, cicatriz antiga, placa de carne deformada esparramada sobre a pele acobreada, e um mosquedo rondando você, uma cicatriz na forma de uma alça no ombro direito de que você nunca comentou... nenhum comentário, da mesma forma a outra marca na mão direita, de fora a fora, como se lhe tivessem querido partir a mão; e você, nunca nenhum comentário sobre a topografia das dores, preferindo esquadrinhar meu rosto espinhento e hirsuto e traindo-se em desbravar recantos de mim guiado pela curiosidade; ou a dissimulação do desejo, não sei. Mais um dia abatido pela espera e outra noite e novo amanhecer, vergando a vontade do pai sob o peso dessa caminhada; e talvez por isso a dor na espinha. Tão difícil vê-lo recompor-se do sono e abstrair-se na lembrança dos sonhos recordados em pedaços de significados incertos; e as horas na sua lenta peregrinação, empurrando-nos pra onde? Tão difícil dizer-lhe "bom dia", na natureza paternal do olhar, percebido por um momento, entre a mordida e o esboroamento da bolacha entre os dentes. O gole do café a facilitar a mastigação e a espremer salivas, tudo junto parindo uma, duas palavras, nenhuma delas um "bom dia" que fosse e daí a consequente dificuldade de vê-lo transitando nas coisas simples, repetidas e repetidas do cotidiano. É disso que falam os ponteiros dos poucos relógios que não se afogaram há anos, e um deles no bolso da calça daquele homem um tanto mais velho que o pai, o relógio de corda fazendo par com uma pedrinha de brilho irregular, um preocupado em contagens do tempo e a outra em extrair de si um lampejo, um brilhozinho que se fizesse notar. Foi o velho quem disse da inexistência das estrelas não vistas, e mesmo as vistas, muitas delas, já extintas há milênios; mas o brilho não desistiu de chegar até aqueles que o percebessem. E ele disse que minhas espinhas não eram tantas, quase nem se reparava; e minha testa estreita escondia uma natureza decidida, resoluta, e meu corpo um mapa repleto de segredos por elucidar, mas, o mais de tudo, o meu sorriso; e não disse nada sobre meu hálito, nem mesmo quando um brilhozinho que fosse e, talvez, não fosse tão cansativo deter-me no pai, e mesmo assim algo de paternal naquele tempo inapreensível do mastigar a broa misturada ao café, enquanto, de relance, inclinava a cabeça, as sobrancelhas erguidas, e num átimo o que parecia ser um sorriso desprendido dos lábios entre mastigações ruidosas e o engolir e o já ido, sem que nada pudesse detê-lo, levando com o alimento toda e qualquer esperança de um brilhozinho de pedra ou uma palavra que fosse.*

Mecanismo enclausurado em forma redonda a conter a trindade sagrada que dá conta do estar antes, agora ou depois, com hastezinhas pontiagudas a assinalarem biografias e acontecimentos acumulados em conteúdos de memórias, de registros minimalistas de tudo, o relógio, certamente relíquia de algum antepassado, pensou o pai, tiquetaqueava a passagem do tempo de forma inaudível e irrecorrível, largado de maneira afetada sobre a fórmica untada do balcão. O homem da recepção desgrudou os olhos da leitura num rastro de lesma e encontrou, surpreso, o olhar do pai. Depois conferiu as horas em mesuras teatrais exageradas de quem sonda um oráculo; e os relógios eles mesmos oráculos; porém, não anteveem apenas o futuro, mas o antecedido, na mesma medida, e trazem nas engrenagens o universo, como os homens trazem dentro de si pedaços de universo, o que já é muito, para relógios e homens. O agora é sempre o que será porque já não é mais, pensou o pai, impressionado com o circunlóquio de seu pensamento.

Vilipendiado pelo destino, ao qual jamais havia sequer tido em conta como fator determinante dos rumos que a vida assumia, a mão e o ombro pulsando em latejamentos sangrantes, adentrou a casa e notou em si mesmo o despertar de sentimentos inéditos a confabularem argumentos num jogo de forças antagônicas, ora a sedução de pendurar-se numa corda, imposta pela tragédia desmedida, ora a de salvar a criança inocente e alheia da maldição desse dia. Sem saber o que fazer, ponderou sobre a chuva e percebeu que a ventania arrancara parte do telhado e os cômodos da modesta casa alagaram-se. Havia chinelos e alguns utensílios da cozinha boiando numa placidez lamacenta, achocolatada. Ondas de ar frio intrometiam-se pelas frestas enormes onde antes estavam as tábuas das paredes e pela ferida no telhado. Assim, a casa parecia ter sido alvejada por um projétil de vento e tombado irremediavelmente numa agonia moribunda, e apenas esperava poder cerrar os olhos e ficar em paz. A criança dormia. Um sorriso desanuviou suas feições e a fez mover-se em gorjeios preguiçosos. Em breve, acordaria faminta e era preciso dar conta de obter leite. Poucos animais, se existisse algum, haveria de ter-se salvado e em desânimo crescente sentou-se numa banqueta de tripé, acabrunhado, tomado por expressões de desconsolo e impaciência, rosto contraído a cada possibilidade descartada. Esfregou os olhos exaustos e esperou, alheio às dores do corpo e ao choro de fome iminente da filha. Depois de adormecer por alguns minutos e vagar por cenários caudalosos percorridos por aragens acanhadas, ergueu-se com dificuldade e preparou uma mistura homogênea de açúcar, água e farinha branca e ofereceu às colheradas à criança que, em reflexos de amamentação, sorvia o líquido glutinoso.

Lânguida e retilínea sob a aura leitosa do amanhecer nublado a diluir os contornos comuns do rosto, a mulher alisou o ventre distraidamente enquanto refletia sobre a proposta do homem, curiosa sobre o embrulho que trazia nos braços. Instintivamente, com a outra mão ajeitou uma mecha de cabelos caída sobre a fronte para trás da orelha e dedilhou incertezas sobre os lábios carnudos até que meneou a cabeça em aprovação ao pedido do homem. Estendeu os braços e tomou para si o embrulho onde a recém-nascida ronronava diálogos oníricos com anjos e deitou-o sobre uma mesa em que depositara alguns pertences poupados de ser levados pela enchente, afastando-os para uma extremidade e guardando espaço para o conforto da criança. Nas paredes barrentas, caracóis empreendiam com esforço desmesurado a subida para áreas resguardadas de perigo e mais enxutas, e podia-se notar que ali, marcando as paredes com linhas escuras, também as águas baixavam em ritmo lento, quase agônico. Móveis mutilados acumulavam-se num canto elevado da sala, em meio a uma trouxa volumosa de roupas por lavar ou secar, muito amarrotadas e algo desamparadas naquele monte. A casa recendia a mofo, águas paradas e fezes. Perto de uma janela caolha, e elevado do chão alagado por caixotes de madeira arranjados de última hora em uma pilha cambaleante, havia um berço pintado de branco, dentro do qual o homem presumiu dormir o filho da estranha. O silêncio foi interrompido pelo gravitar de moscas varejeiras ao redor de um bico de luz pendendo do teto como um enforcado, embalado muito de leve por uma brisa gelada.

"E o seu marido?"

"Meu marido faz meses deixou tudo para trás e foi-se embora."

"E a criança?"

"Foi por isso que ele partiu. Não é dele."

"E ela? E a mãe dela?"

"Também partiu."

"Posso dar de mamar, mas não quero pra mim."

"Não será sua."

"..."

"Tome. É tudo que tenho."

"Não vou cobrar pelo que me sobra, e não quero nada por ajudar um inocente."

"Não é pelo que sobra, mas pelo que falta. Qualquer um que nasça já perdeu a inocência."

"Então perdemos em dobro porque perdemos e permitimos que nossos filhos percam."

"Aceite hoje o que tenho a dar hoje."

"Não. Ainda espero pelo meu castigo, todos os dias. Poder ajudar a criança me aliviará o peso dessa espera."

O cão nos meus braços, atiçado com o cheiro do sangue do corte na mão saturando a atadura de pano de camisa e a remexer-se assustado. Eu a me perguntar por que não deixo que a água o leve para longe. Há uma fraqueza, uma exaustão nas tentativas do cão em emergir do sono traumático de um quase afogar-se, não fosse a cerca de arames enovelada sobre si mesma pela força da correnteza veloz de chuva e terra descida dos morros fendidos por cortes como a da minha mão a verter sangue róseo feito gengivas escorbúticas, pelados de vegetação. Os dentes pequeninos e afiados e a língua entre eles; não imagino o que mais poderia acontecer hoje, o cão a mostra-me a língua ainda a resfolegar num movimento de costelas infladas com dificuldade, o ruído do nariz congesto de águas e sujeiras, e o esforço de absorver o ar lavado da noite. Então removo os detritos do nariz do animal, sacudo-o de leve e faço pouco caso do estranhamento dessa súbita gentileza ao perceber a reanimação do cão, olhos iluminando-se devagar e encarando-me em agradecimentos de cães. Margeei a água que descia em golfadas raivosas e mal se continha no leito do riacho que a enxurrada engendrara, depois do rompimento da represa morro acima, e segui em direção à casa, com o cão a lamber-me os braços. Arrastados pela violência gelatinosa do lodaçal, carcaças de porcos, restos de madeirame, cercados, cadeiras, galhadas de todos os tipos em redemoinhos espumosos e mortais a rugir desgraças. Num deles, vi o que pareceu ser a cabeça de um homem, a boca entreaberta e com aquela expressão beatificada dos santos mártires, situada entre o terror e a conformidade, quase uma súplica. Não por salvação, mas por uma alma qualquer que o acolhesse na hora da morte, engolido pelo furor das águas. Senti um tremor fazer oscilar meus joelhos e andei o mais rápido que pude até a casa, o estrondo da correnteza latejando nos ouvidos.

Há muitos anos e por conta das baixas latitudes, altitudes tacanhas e da distância imensa do mar, as terras principiaram a esgotar-se pelas práticas dilacerantes e arcaicas do manejo de culturas monótonas, unicamente voltadas à subsistência das famílias e de seus porcos. O rio que margeava o lugar havia se estreitado pelo desvio das águas para a represa a quinze quilômetros ao sul e definhava por décadas de assoreamento e devastação da mata ciliar, quase toda composta pela espécie daquele arbusto de folhas oblongas e de propaladas propriedades anticancerígenas, e de outras espécies menos notáveis, em cujas raízes os porcos chafurdavam alegremente, revolvendo as margens arenosas do rio em busca de conforto e resfriamento do corpo. Poucos anos antes da grande enchente, o lugar estava erodido, fendido por gretas profundas e de margens irregulares, pontuado aqui e ali por nichos de vegetação e extensões modestas de lavouras desleixadas espraiando-se pelas propriedades, a maior parte delas ocupadas pelo plantio da árvore milagrosa. Uma vez colhidas, as raízes eram armazenadas em galpões cambaleantes, até que o caminhão da indústria de beneficiamento viesse todo mês empanturrar-se apressadamente da produção local e partir à frente da poeira erguida em girândolas que se desfaziam lentamente, rebolando-se e rangendo pela estrada cravejada de pedregulhos disformes.

Com a tragédia da enxurrada, as quatrocentas famílias moradoras do lugar foram reduzidas a vinte, todas marcadas indelevelmente pela dor da perda de um familiar e de seus porcos; tornaram-se refugiadas ambientais, como definiam as autoridades sanitárias a propósito de milhões de pessoas afetadas pelas catástrofes naturais que assolavam cidades e até mesmo países inteiros àquela época, em aumento exponencial ao longo do tempo, e sempre atribuída à inescapável explicação a respeito da ubíqua ganância dos homens e suas consequências tão nefastas quanto previsíveis sobre o clima, a agricultura e a economia.

Via apenas a sombra da mulher pintada na parede camuflada de camadas sobrepostas de tinta e mofo, a segurar nos braços a menina e a oferecer-lhe o seio. Um silêncio planou sobre a madona amamentando, daqueles silêncios em que todo o resto do mundo fica suspenso em reverência contemplativa diante de um milagrc; c, em meio a tantos desaparecidos e a tantas perdas, parecia pairar uma aura de luz tênue sobre aquele conjunto de harmonia impecável. Foi obrigado a apertar os olhos em tentativas de focos a sustentar a percepção de que algo realmente exalava dali em ondas etéreas e apascentadoras; e via enternecido a mulher, tomada de calma por um momento, esquecer-se dos tantos desaparecidos e mortos e da dor que o baixar das águas revelaria.

Por que uns se vão e outros permanecem encerra num significado simplificado todo o dilema da vida, que é justamente o de permanecer ou seguir, pensava o homem. Ter sido poupado da força descomunal das águas descendo dos morros denotava novos significados à vida. Talvez essa obviedade pudesse explicar a permanência de umas poucas almas depois da tragédia em cumprimento de uma lei inalcançável a respeito de quem não teve tempo ou oportunidade de apreender algum sentido da vida e de quem tem um tempo prorrogado para tais investidas existenciais.

Onde, nessa ordem, o cão se enquadra? Enquanto caminha de volta à casa, a agonia das últimas horas pesam-lhe sobre os ombros e produzem uma ardência de sal sobre os ferimentos. O estômago dói-lhe em digestões de ar e água ebulidos em azias a subir-lhe até a boca; não contém o marejamento dos olhos e aperta contra si o corpinho da criança saciada pelo leite de outra mulher. Em dúvidas sobre o choro ser suficiente para esgotar toda a tristeza desse dia, deixa que grossas conchas de água salina desçam pela face e pelo nariz em mucos cristalinos e, por um momento e sem que pudesse controlar, sacode-se em salva de soluços que só fizeram aumentar a pena que sentia de si mesmo. O ganido do cão ainda esticava-se vindo de longe e, misturado ao seu próprio lamento desconsolado, compunha, juntamente com incontáveis outras lamentações, uma das noites mais tristes de que se teve notícia em toda a história daquele lugar e daquele tempo.

Assim que chegou à casa, deitou a criança sobre a mesa. Sentia no rosto filetes pegajosos de lágrimas como pegadas de molusco; o queixo ainda tremia em curtas irrupções involuntárias do choro recém-estancado, quando aproximou-se do caixote onde deixara o cão e surpreendeu-se com o trapo a cobri-lo, ainda amarfanhado pelos sonhos agitados do animal. O cão abriu os olhos em piscadelas suplicantes e ensaiou um bocejo agudo; depois, pôs-se em espera, encarando o homem em esforços de lembrar-lhe, como quando havia coberto o cão com mimos de criança desamparada. Gotas pendiam e quedavam em monótona sincronia dos vãos do telhado de encontro às poças semeadas pelo chão. O ranço de líquidos do parto, sangue e madeira molhada era amenizado pela brisa fresca a intrometer-se pela ausência de tábuas nas paredes. À pouca luz do amanhecer, o perímetro do desastre ainda estava atenuado, embora fosse possível distinguir as inúmeras notas de choro, dor e lamentação orquestradas caoticamente a percorrer a região trazidas pelo vento, contrárias à ideia de que o horror extremo emudece; muito pelo contrário: há uma nuance do desespero que só é possível distinguir em situações como essa, de perdas súbitas, trágicas e desprovidas de qualquer lenitivo, como se Deus não se comprouvesse apenas em ver, mas precisasse ouvir a expressão mais dramática da dor dos homens.

Próximo à janela que dava para os montes calvos repletos de ranhuras grotescas deixadas pela chuvarada, o armário de mantimentos pendia indefeso, mal se segurando por um prego exausto. Dali, o homem recolheu uma perna de linguiça grumosa de gordura e atirou-a até o cão. Rapidamente o animal a comeu em bocados mascados com o canto da boca, em meio à saliva e banha, depois de acomodar-se em trejeitos de esfinge.

O pai já há dias a perturbar-se com nosso retorno ao *mesmo* centro da cidade de onde partíramos há catorze anos, movimentos impacientes das pernas à hora das refeições, pigarros de catarros inexistentes e a passar a mão sobre os cabelos maltratados. Por certo, a lembrança da última vez em que estivera no centro, no hotelzinho espelunca de escadarias de pedras maciças, talhadas com fleuma excessiva, à procura de resolver pendengas monetárias com um homem negro, ativava a moenda das dores recalcadas, triturando-as em cacos afiados de detalhes a perfurarem o sossego. Agora, o hotel reduzido a escombros, frequentado pelo velho depois de suas preleções de estética e conteúdo estéreis, a embebedar-se com aguardente e a perder-se em divagações, enquanto observava uns poucos caminhantes, lânguidos como tiras de fumaça a dissolverem-se nas passadas fantasmagóricas sob a inclemência do sol.

Nunca diga que o tempo somente degenera e corrompe as coisas. Ele traz sabedoria, e essa é a única coisa a que devemos nos apegar. Nunca diga que o tempo levou de você o viço das épocas juvenis, quando você espargia o perfume de frutos carnudos de cálida acidez, e o toque de seus dedos ondulavam energias na superfície da minha pele, e essa era a minha sabedoria; nunca diga que não a procurei nos fios de cabelo desprendidos pelos ventos quentes carregados de areia cintilante, ou mesmo na pelagem do cão, revirada pelo seu afago, e que só em você encontrava abrigo do desprezo. Nunca diga que fui menos do que seu pai.

Minhas pernas me conferiam o aspecto de uma maçã em que foram enfiados palitinhos para parecerem pernas. Eu era como uma maçã cujas pernas eram palitos frágeis que mal sustentavam meu peso e sequer permitiam que eu andasse mais do que dois ou três passos sem oscilar e cair de encontro ao chão acolchoado de pó, e diante disso esperar até que o pai aparecesse e me erguesse em empenhos inevitáveis de triturar a coluna e engolisse com dificuldade a dor nas costas, e prendesse a respiração, prestes a lhe trair, explodindo-o em suspiros de dor ou impaciência. Ou então, que alguém, não o pai aparecesse e me socorresse; e é bem possível que ficasse horas me debatendo como uma tartaruga cujo casco fosse virado, espichando o pescoço, as perninhas em movimentos de nadadeira escarpando o ar espesso.

Numa dessas tardes, em que o céu mais parece uma chapa de ferro sobre a qual nuvens de borralha troteiam sem pressa, e o ar torna-se rarefeito, e há uma pressão do calor a latejar nas têmporas em marteladas rítmicas de dor, e a boca descama-se pela escassez de água, cortando-se em rachaduras lineares, e o nariz arde como uma fundição na exalação do ar, e o corpo derrete-se em suores e óleos, atrevi-me a ensaiar novos passos em direção à sombra projetada de uma parede de blocos de granito sardento que outrora devia ter sido parte de uma construção colonial ou algo que o valha, quando tropecei ao subestimar a inclemência do sol sobre minha cabeça; um véu negro estirou-se a cobrir-me as vistas e em instantes eu era novamente a tartaruga desfalecida em delírios de agitações inúteis.

Meus olhos abriram-se e já não havia mais o véu escuro a borrar-me as vistas. Lampejos de estrelas miúdas e fugazes ocupavam minha visão e logo se dispersaram à medida que as formas do casebre se recompunham e o que parecia disperso na forma de um emaranhado de linhas voláteis foi-se juntando no feitio das coisas já conhecidas, à exceção daquele vulto que me olhava sério, sentado entre encurvado e reto com a coluna formando um "s", os braços repousados sobre o ventre murcho. Pude perceber que nele também as linhas antes dispersas e caóticas foram como que se juntando e clareando; e pude compor a aparência do velho em atitude contemplativa a espreitar-me com os olhos irrequietos, quase impacientes, e com meio sorriso no rosto, imprimindo aos traços fundos de rugas sobre a testa e abaixo das narinas, em cada lado, uma estampa de escárnio ou admiração / *que nunca fui capaz de distinguir quando caçoavam de mim ou quando se tratava apenas de esforços de agrado com risinhos abobalhados atirados ao ar como rodelas de fumaça, e não podia saber se sorriam de verdade ou eram os meus defeitos a causarem-lhes graça. Concluí, com o passar do tempo, que as pessoas riem de si ao rirem dos outros, mas isso não chega até elas porque senão chorariam; e o pai sem rir-se há anos, como se a chuvarada do dia em que nasci tivesse levado seu sorriso e tudo o mais que um sorriso livre traz em si* / e estendeu sua mão em pretensões de calcular reações, e seus dedos tocaram minha testa /*como uma unção de fogo a derreter-me a pele e a dissolver-me em fios de fogo escorrendo e espalhando-se pela face, boca e meus lábios tremulantes e minha garganta em subidas e descidas de ansiedade, tendo de ser engolida a todo custo* / e escorregaram pelo meu rosto, pelo colo, e detiveram-se sobre o monte dos meus seios. A garganta do velho num movimento de engolir um não sei o que de apreensão, e a mão espraiando-se sobre meu ventre sacudido pela respiração cada vez mais apreensiva e incontrolável; e sobre tudo o imenso calor do encontro de duas pessoas no intervalo do sofrimento inaudito do inferno. Em concha, a mão do velho pousou aflita sobre meu sexo / *e sobre meu corpo uma eletricidade a vibrar nervos e músculos e a arrepiar a pele e de dentro de mim por caminhos nunca imaginados algo se liquefez numa onda – o que mais poderia ser? – em que toda a dor, todo o calor e sujeira, ressentimento e tristeza susteram-se na benevolência do ar, sucumbido a tais notas do corpo em elevação extática. E o tempo, por sua vez, deixou-se paralisar por um átimo, rendido à extraordinária beleza da vulnerabilidade daquele prazer* / e em contínuas explorações desceu finalmente até minhas pernas atrofiadas, marcadas por cicatrizes de cortes e abrasões e arroxeados, detendo-se em embaraços passageiros. Depois se ergueu e disse da necessidade de eu me cuidar e arranjar muletas, mas lembrou-se da inutilidade disso diante do terreno penosamente irregular e, desfeito o sorriso de enigmas e dubiedades, ensejou lembranças ao pai e se foi / *latejar e contrações rápidas de partes de mim fruindo em ondas viscosas; a mão pousada em calculado gozo como um archote que transpusesse afoito as portas de uma intimidade secretamente guardada* / não contive o grito arrastado de delícias inimagináveis entremeado pela retração dos meus nervos. Nesse instante, o pai, ladeado pelo cão, ambos emoldurados pela porta do quarto, esfaqueou-me com olhos assassinos.

Havia cerca de duas horas e o sol tornara-se bolha de sangue na melancolia do fim de tarde. Aos poucos, afundou-se solenemente atrás de montanhas longínquas, embaçadas pela camada de nuvens fuliginosas de todos os dias, imóveis e ameaçadoras. Havia cerca de uma hora, o pai saíra para alguma função menor no centro desolado da cidade e até agora não retornara. Apoiada nas muletas e decidida a banhar-me no frescor da noite, que já lançava cores retintas sobre a cidade e ameaçava, em poucas horas, impor-nos uma friagem de trincar dentes, arrastei-me por um quilômetro até deparar-me com a casa desmazelada e enferma em que a ama de leite se instalara com o filho. Uma réstia de luz bruxuleava por entre as frestas de uma janela cruzada por ripas de madeira em xis pregadas às pressas, a assinalar o abandono precavido dos antigos donos. Tentada por súbita curiosidade pelo que poderia ser o cotidiano daquela mulher e o filho retardado, aproximou-se com cuidados de sufocar o ruído das passadas na areia; próxima da janela, repousou uma orelha de encontro à madeira quente e contraiu a testa, como se a lhe aguçar a audição, em auscultas apuradas dos movimentos dentro da casa. Logo ouviu um balanço rítmico em timbres abafados gradativamente até uma oitava mais baixa na percussão de algo contra um móvel a balançar-se. Talvez uma cadeira de balanço a funcionar em embalos acalentadores e, curiosa, espiou por uma fresta mais larga, surpreendendo-se em ver o pai a corcovear sobre a mulher. A mão livre puxava os cabelos da mulher, estirando seu pescoço para trás, olhos cerrados, a morder lábios em meio a gemidos a vazarem pelos cantos da boca; grossas gotas de suor escorregavam-lhe pela face; o pai, olhos fechados em transe, coordenava os movimentos daquele bailado incomum; a outra mão, livre, apoiava-se na mesa onde, montado nas costas da mulher, murmurava linguagens desconexas; até que o troteio acelerou-se nos movimentos de quadril do homem e o pai conteve, por um instante, um gemido, segurando a mulher pelas ancas e puxando-a para si, como a querer dissolver-se nela e a tornar-se com ela uma coisa só. A mulher desvencilhou-se num suspiro cansado e sentou-se sobre a mesa, depois de puxar as calcinhas desajeitadamente. O pai virou-se, atrapalhado com as calças na altura dos joelhos, e pude perceber a flacidez muda, quase abjeta, com que sacudiu algo na mão; ato contínuo, puxou a calça e cerrou o zíper. Por intuição, soube que o pai sairia em breve e retirei-me a rever, surpreendida, a imagem da mulher envolta numa aura de satisfação exausta, em vez da dor que eu supunha agredir-lhe as costas nas investidas animais do pai.

Num estado em que a consciência dos objetos era da mesma natureza da matéria de que são feitos os sonhos, as sensações permitiam-se um certo rearranjo onde o medo era estancado pelo mais profundo desejo de contato e amor; havia um território inexplorado de prazeres em mim sobre o qual sopravam ventos do receio mais secreto de confiança, seja na mão que outrora me acariciara, seja em qualquer forma de aproximação desinteressada, tornando a paisagem dos meus afetos árida como o terreno pisoteado pela nossa marcha sem fim. A menos que o medo fosse contido como uma fera raivosa e permitisse, assim, o passeio relutante de sentimentos mais doces, aflorados das minhas poucas noites de sono sem sobressaltos.

Ergueu-me pelos braços, tomando um deles sobre o ombro, eu, uma saca de batatas, arrastou-me até a cama disposta no pequeno cômodo, próxima a uma janela cuja vidraça estava coalhada de nódoas escorregadias e pó, em solfejos de grande trabalho, visto que eu, saca de batatas, encontrava-me num limbo entre a consciência e a escuridão, entregue a um pesado entorpecimento da vontade. Algo de uma incerteza temerosa trouxe-me à razão em passadas dificultosas, inebriada pelo contato de mãos hesitantes sobre partes de mim. Ou seriam os véus do esquecimento, atiçados pela obnubilação, suspendidos, a descobrirem memórias de um tempo onde a mãe a roçar carinhos na minha pele / *e se ao menos você a chamar-me filha* / o meio sorriso de satisfação distraída das mães em admirações das crias; ou o pai a não disfarçar penosamente a alegria de ter-me em seus braços e, por pouco, um estalar de lábios ecoando no mundo, surpreendido com o beijo fugaz do pai em minha face. Eu ainda sem as deformidades de alguma doença congênita, além da tristeza, a transtornar hormônios; sem a condição infeliz da escassez de vida a circular pelas artérias da mãe, em lidas de nutrir-me com o sangue ralo das privações crônicas. Aos poucos, as partes caóticas de mim aderindo-se umas às outras e desanuviando o percebimento do desmaio.

Entre as páginas folhadas incontáveis vezes, ao ponto de tornarem-se papiráceas e encardidas, muitas delas esburacadas e roídas pelos cupins, encontrei uma fotografia em preto e branco. Um filtro opaco, sobreposto à imagem pelo desgaste, impedia-me de apurar os detalhes do rosto, do cabelo, das mãos cruzadas sobre o colo, incitando minha imaginação a preencher as lacunas desfeitas pelo tempo com enxertos de fantasias. A mãe perfilada, sentada sobre um gramado, as mãos sobrepostas a cruzarem-se, em concha, como se uma mão a acolher a outra em reverência ou simplesmente o repouso de ambas as mãos em acanhamentos de não saber onde colocar-se. As pernas cobertas por um vestido de estampas florais por baixo do qual se adivinhava um rendado delicado; os pés calçados com uma sapatilha escura e sem graça, despossuída de quaisquer adornos a quebrar a rusticidade do couro bruto; o cabelo cacheado descia-lhe numa mecha inesperada pela testa e continha-se, na maior parte, por um laço ou por uma tira de pano atrás da cabeça. Parte da tira caída sobre o ombro esquerdo parecia fazer coro com a mecha rebelde de cabelo pousada ao lado da fita escura. O rosto da mãe estampava um misto de ansiedade apressada, possivelmente premida pelas coisas rotineiras a fazer na casa e por pouca disposição a arrumar-se em poses artísticas, e uma timidez mal contida. Na tentativa de uma pose naturalizada, enrijecera a boca e estancara um sorriso ladino a lhe escapar pelo canto esquerdo dos lábios, forçando-os a uma elevaçãozinha quase imperceptível. Não fossem as centenas de vezes que esquadrinhei milimetricamente a imagem, não repararia esse detalhe, nem mesmo a nuvem de preocupação a ofuscar o brilho do olhar, a assimetria dos olhos – o esquerdo levemente mais estreito que o outro –, o nariz perfeito de estátua. No conjunto, a contrariedade da mãe traía-lhe a aparência calma, as mãos como que à espera de receber dádivas há muito devidas.

E depois a chuva, a recuperação apressada em meio a incontáveis objetos a boiarem órfãos sobre águas barrosas, a fotografia resguardada entre as páginas do livro, o sol a cozinhar detalhes em operações de esmaecer o passado, mas o passado entranhado no gosto de terra a cobrir a língua e o nariz, na pele murcha dos pés fissurados afundados na água, nos gritos e lamentos a rasgarem o silêncio da noite e no desespero do abandono; a mãe sepultada duas vezes: no terreno alagadiço e entre as páginas de um livro a que ninguém daria mais valor do que a uma curiosidade passageira.

Foi o cão, em inspeções de caliças e lixo plástico, onde bem poderiam se criar ratazanas ou algum réptil comestível, quem trouxe na boca a boneca em delicadezas incomuns, visto que, quando nos trazia um lagarto a debater-se em desesperada agonia, e os dentes do cão a perfurarem vísceras e quebrar ossos, e quem a preocupar-se com a dor do lagarto? Nossos estômagos causticados pela fome, e o remorso a não nos servir para nada; e o cão a salivar cuidados, deitou a boneca aos pés do pai, a cabeça a sacudir-se no cacoete de afugentar moscas, o pelo rareado em manchas farináceas, fungos a lhe infestarem o couro, instintivamente abanou a cauda e o pai, destilando dúvidas sobre a atitude do cão, agachou-se, a ferrugem da coluna tornando o movimento penoso, e ergueu a boneca do chão, os cabelos desalinhados e amarelos, rosto sujo, de feições amenas, quase meigas, os olhos vacuolizados, sem cor, um sorrisinho inocente, porém pertinaz, sob o nariz afilado; retocar os olhos e endireitar os membros, depois de lavá-la, devolver-lhe-ia certa humanidade. Poderia, enfim, trazer algumas horas de distração e divertimento para a menina; a boneca embrulhada no subterfúgio de um agrado pertinente aos pais em certas ocasiões, ou simplesmente a pretexto de nada. Guardou-a no bolso da calça e ameaçou alisar o pelo da cabeça do cão em saudação retraída, mas o cão já se virara em busca de rastros, pouco habituado a agradecimentos.

O mundo era um forno a penhorar a redenção de nossas almas para o resgate no dia do julgamento final e, portanto, até que esse dia amanhecesse, o calor perseverava a assar lentamente as carnes, a irromper feridas e a esturricar interminavelmente a vontade com que ainda levantávamos pela manhã e olhávamos o céu à procura de vestígios da chuva. Há horas o pai fora de casa e eu a preparar cozidos de favas mumificadas em água suja, uma porção de carne seca cortada em fatias finas e acrescida de um maço de ervas ressequidas que, em contato com a água, ganhavam volume e recuperavam a cor cinza esverdeada; umas poucas larvas de mosca sobrenadavam no caldo e eram retiradas com uma colher coberta de azinhavre e daí não se saber se o verde do caldo era das ervas ou da colher, e as larvas logo mortas. O cão fariscava sobras pelo chão, entre uma agitação de coçaduras e rosnados impacientes. Deitei-me, as têmporas a latejarem o eco de pensamentos malhados sobre a superfície da cabeça, desejando fechar os olhos e adormecer; porém, uma vontade súbita de urinar a distender a bexiga. Levantei--me cambaleante e, ao chegar ao recinto que usávamos para nos aliviar dos excretos, atrás de um cupinzeiro, baixei as calcinhas encardidas e pus-me de cócoras a urinar uma torrente de líquido cor de chá. Satisfeita, contemplei a urina sendo absorvida pela terra excessivamente sedenta e, logo acima, vi meu sexo como se até este momento jamais tivesse dado por essa racha recentemente encoberta de pelos encrespados situada entre minhas coxas / *uma mudança em meu corpo há algum tempo, dois botões a aflorarem no peito e fios escuros plantados esparsamente no vale do meu sexo, e pensei perguntar ao pai, mas o pai, algo distinto de um vale, mais para um acessório, a sacudir-se entre as pernas e a transformar-se em espichamentos, o que, guardado dentro daquilo, a lhe conferir aparência ameaçadora e ofensiva?* / e, como num estalo, ascendeu-me a curiosidade das sensações oriundas dali. Então, desci um dedo até a abertura estreita e tateei por percepções inéditas em passeios escorregadios, sensações desconhecidas, adormecidas, e senti como uma manopla a apertar-me o ventre, e o movimento sinuoso de algo bom a subir-me pelo corpo advir dessa carícia envolvente e, entregue a essa vaga prazerosa em crescendo, sentei-me no chão, as costas apoiadas no cupinzeiro e introduzi outro dedo na profundidade daquela fenda convidativa. Ao sentir certa resistência desconfortável, retirei o dedo e senti os lábios umedecerem-se por expectativas carregadas pela língua inquieta. Avivada por impressões desconexas de gozo e dúvida, apressei o movimento a estimular um ponto intensamente sensível e, num transe de satisfação desmedida, gemi baixinho. Quando me levantei, atenta a possíveis ruídos que denunciassem a presença do pai, a cabeça doía-me em aguilhões ou, ocorreu-me, um arco de pua a entranhar-me nos miolos, conduzido por mãos bestiais, invisíveis. Dirigi-me à cama, ignorando o cão a farejar a urina que deixei atrás de mim.

Então ele pediu que me ajoelhasse como pudesse e, enquanto arfava a apoiar-me na parede e a ajoelhar-me sobre a areia tépida, ele desceu o zíper nervosamente e expôs aquele apêndice parte de si a contrair-se em latejos voluntários e a exalar ranço e urina. Disse que eu enfiasse na boca a extremidade rósea daquilo com um rasgo vertical minúsculo de bordas avermelhadas e lembrei-me do cão e da ferida por onde brotavam larvas a fervilhar em tumulto microscópico e consumptivo. Dentro da boca o gosto pungente de mijo tornado ácido pelo acúmulo de sujeira, e ele falou que mexesse a língua e contraísse as faces e, sem saber que isso a dar-lhe prazer, ouvi quando gemeu. Cuspi um escarro brancacento, amêndoas apodrecidas, o dorso da mão sobre meus lábios e o estômago em súbita contorção a espremer-me a convicção da necessidade desesperada dessa violência pelo bem do cão e a extrair-me alguma glória desse esforço infame. Ele disse do imperativo do silêncio a selar-me os lábios trêmulos sobre esse dia, estendeu-me o frasquinho com éter e deu-me as costas. Os dedos enfiando-se pelos cabelos em cacoetes de aprumar-se de atenuar a fealdade desse momento marcado a ferro na memória. Próximo dali, o cão a catalogar mais essa dor resultante da maldade das pessoas entre si. O vômito num jato de desafogo assim que me pus em pé, um corte no antebraço com uma pedra afiada, o sangue a aflorar e a garganta travada pela dor: uma marca para não esquecer esse dia, nem o latejar das têmporas fervilhando de convicções acerca das pessoas – amêndoas podres microscópicas a espremerem-me alguma glória da língua e das faces contraídas em cacoetes de esforços infames.

Consoante à informação de que os mais velhos reviravam nas gavetas de arquivos na cabeça, entre fatos espalhados à revelia de ordenações coerentes, enredados nas teias de aranha das reminiscências, cada vez mais descoloridas e frágeis como cinzas, empenhados na esperança de reiterar uma verossimilhança mínima dos acontecimentos de então e poder afirmá-los sem os titubeios da caduquice iminente, sabia-se que o velho orador era afeito às artes das curas naturais pela imposição das mãos há cerca de trinta anos, e é muito provável que tenha sido ele a apregoar e disseminar os benefícios salutares de tal árvore, a partir de estudos de autodidata em compêndios de botânica, biologia, patologias de gente e animais, almanaques e resenhas acadêmicas. Soube-se, portanto, do relato de sessões de cura em que o velho impunha as mãos sobre a parte afetada do corpo do queixoso e, olhos fechados e lábios em contrações de murmúrios inaudíveis, permanecia em pé num estado de profunda sintonia com o transcendental, a veicular energias curativas de uma dimensão inacessível à mundanidade e, embora jamais vestisse a alcunha de médium sem desconforto, por não lhe caber na medida exata de sua autodefinição, era verdade, também, que jamais abrira mão desse suposto talento ou benção em benefício de quem o procurasse / *o pai disse do dia em que uma diarreia murchou meu corpo e obscureceu minha vontade, e da fraqueza assomada sobre mim a tal ponto de julgar-me às portas do além, e na desesperação de encenar o rito de vestir-me, enterrar-me e esforçar-se a relegar-me ao esquecimento, acorreu até o velho. O velho, inteirado da moléstia, veio até mim e, segundo a síntese do pai, ofereceu-me de uma moringa goles de alguma infusão e, de imediato, deitou as mãos sobre minha barriga estufada e ruidosa, como uma ave que expande as asas em complacência infinita. O pai disse aos poucos da calmaria do alvoroço no meu ventre e o quanto fui recuperando o viço, até que meus olhos abertos a absorver aos poucos o brilho dos vivos; e, depois disso, o velho a recomendar goles do preparado, a moringa próxima a mim e o pai em mesuras exageradas de agradecimento, exagero a comprometer-lhe a sinceridade, e o velho a retirar-se em retribuições excessivas a comprometer-lhe o desinteresse* /.

No espaço de anos de caminhada, fui recolhendo pelas estradas de chão ou asfalto trincado pelo sol, quase a desprender-se em fragmentos de um quebra-cabeça impossível; por leitos estéreis de riachos salpicados de pedras brancas e ossos fraturados, galhos e lixo; por descampados desérticos; por vilarejos destruídos, cobertos do pó negro das queimadas incessantes e corroídos de ferrugem; por acampamentos no meio do nada, toda sorte de pequenos objetos a marcarem minha passagem por tais lugares, para restituir-lhes algum significado e compor um sentido na minha biografia lacunada. Assim, trazia comigo, no interior de um saco amarrado às costas, um recipiente de vidro fosco contendo a última chuva a cair nesses últimos anos, como a surgir apenas para anunciar sua partida e, dentro do frasco, a água mais límpida com a qual tive contato; um botão com dizeres em língua estrangeira, reluzente até mesmo à luz da lua; duas pétalas cartáceas de rosa amarela; um lápis mordido numa das pontas; um boneco articulado, sorriso estampado na face redonda, os dentes perfeitamente alinhados e brancos; uma delicada corrente de aspecto argênteo; um dente molar, possivelmente de um porco, com a forma da letra inicial do meu nome; três pedrinhas de formatos irregulares, frisadas por traços fosforescentes; a asa de uma borboleta, pintada de desenhos melódicos e frágeis como um sonho; o bibelô de uma tartaruga, cortado por uma rachadura fina sobre o casco; uma moeda, cuja efígie lembrava o pai; um pacotinho de papéis onde havia guardado uma carta sem destinatário, dobrada e redobrada num quadradinho e que dizia em letras irregularmente nervosas:

27 de abril de 19desculpe minhas linhas mal escrit mas não *poeriaeixar e lhe escrever sobre o nacimento e nosso filho. Assim que você nos eixou soubemopela vizinhança que já fazia muito tempo que v cê se preparava par nos aban onar e nem foi capas de avisar de certo teve pena e nós duas atira as nesse mun o cão não fosse a bon adede eus que antes de nos salvar nos aplica o castigo final para que a gente valorize o sofrinto e para que de valor a misericor ia. Deixada sozinha com um filho e dois meses e você quando eu mais esperava o vazio na cama, nem ao menos um adeus ou um carinho nada. E depois a enchentes e toda desgrassa que veio com as aguas e eu sempre acreditando no julgamento de Dus e senti que você foi levado pelas agua e num dia desse quem sabe não tropeço na sua cabeça oca. Mesmo assim achei pessoas que me amparam e eu retribuí da mesma forma fazendo o meu possível e você nunca indo além do que podia fazer o seu limite você mesmo se colocando e mêso tendo o apoio que todo homem busca na companhaira nada disso era suficiente e talvez que depois da graviez eu não mais mulher pra voc e como um cahorrocê saiu no cio de certoatrás de outra. Ou por covrdia mesmo, seu filho de uma puta tinhoso. Minha esperança é nosso filho e Deus fazer justiça pelas mão dele. Desculpa minhas linhas mal escritas uma merda, você seuanalfabeto e estúpido feito uma pedra, vá se foder seu desgraçado. E Deus que me perdoie se não aprendi a perdoar.A única mágoa que levarei dessa vida é não ter tempo suficiente pra te ver pagar pelo que me fez e ao seu filho agora que você deve estar a set paldlodo emb da rracbeto me d e u filho ta. Assa s x ia.*

Anexada por um clipe, a resposta:

Assim, voltaria, embaraçado, é verdade, não porque a amasse, mas porque a conhecia: o conhecimento é mais seguro que o amor; de certa forma, é estanque no conteúdo, ao contrário do amor em manifestações imprevisíveis, demandas inesperadas, pois ora, por exemplo, se descobre amar aquele sorriso singular que nada mais era do que o sorriso de sempre em roupagens de revelação de uma epifania, ora o toque da mão, castigada pela rotina, se reveste de uma candura inimaginada a arrepiar os pelos da nuca em ativação de circuito de vibrações de energias adormecidas; mas, sobretudo as formas do olhar, universo variegado, de matizes emocionais perceptíveis somente pela atenção dedicada ao outro em contemplações demoradas e genuínas; e aqui não se trata meramente do que é conhecido, mas a transposição do costumeiro, do cotidiano, que só o olhar clínico ou religioso apreende em totalidade. Seria possível embaraçar-se depois de tanto tempo de convívio acaso não houvesse amor? Em maquinações mentirosas também seria possível; a diferença é que no primeiro caso não haveria remorso, e você não tem meças do tamanho do meu remorso, daqueles diante dos quais apenas a morte é capaz de redimir. Permita-me um último beijo, mesmo que em intenção, não em ato, pois, em geral, tudo começa ou termina com uma intenção. Sempre seu,

A.

E a tréplica esbravejante:

Não entendi merda nenhuma do que você escreveu. Enfie no cu esse palavreado e me deixe em paz seu corno de uma figa

Quando o encontrei embriagado, cabisbaixo e a fungar apreensões, não poderia antever a história que o homem estava disposto a contar-me. Aconteceu que dois meses antes da grande enchente, desconsolado pelas agruras de natureza existencial que o açodavam, em parte pela idade, em parte pelo séquito de alterações físicas no arrasto dos anos, a avançar implacáveis, revelando-se pela barriga proeminente, perturbadora, gestada ao longo dos últimos meses; pelos achaques de impaciência com as coisas mundanas, as miudezas diárias, todas elas, a trazer irritação em si como uma parte indissociável de sua estrutura mais fundamental, desde embalagens que se derramavam ao ser abertas, até a grosseria com que as pessoas não respondiam o que lhes dizia respeito e intrometiam-se em falatórios dos defeitos dos outros com a facilidade de quem é desprovido de juízo a respeito de qualquer coisa, "típico dos idiotas", pensava. O mundo, então, parecia por demais uma *parvocracia*, incluindo sua mulher, criatura de pretensões acanhadas, retraída, capaz de colapsar ao menor desarranjo da ordem que estabelecera para si mesma, ilustrada pela disposição obsessiva com que organizava objetos em fileiras decrescentes nas estantes, por exemplo, um punhado de bibelôs inúteis como pequeninos troféus em homenagens a nada; das roupas em dobras pareadas e assentadas umas sobre as outras, a partir dos tecidos mais rústicos até os mais delicados, no topo; da distribuição das louças em etiquetarias antiquadas e arranjos geométricos incompreensíveis dos talheres; da escovação de dentes, precedida e sucedida pelo enxague da boca certo número de vezes, nem mais, nem menos, e assim por diante; escravidão permissiva a ditames que o perturbavam e estimulavam a aborrecer-se com a mulher. Observando-a, mesmo que afastado de paixões afetadas, ainda era capaz de perceber ineditismos nas feições da esposa, de surpreendê-la em maneirismos coquetes em frente ao espelho quando se vestia de elegância casual para descerem até o centro da cidade. Suas pernas compridas e lavradas em requintadas formas elevavam-na a uma altivez invejável, sobressaindo o andar de antílope entre os transeuntes. De fato, havia nela uma harmonia esmerada de artefato antigo e bem trabalhado, em elegante polimento de joia carnal, da cabeça aos pés e a despeito de clichês apressados a respeito da boca carnuda, do nariz agradável aos olhos, sem aquela exasperação dos narizes aquilinos, corcundas, os olhos em recortes amendoados, irrequietos, os cabelos ondulados da cor dos crepúsculos matutinos; enfim, verdadeiramente encantadora. Até que, de um dia para o outro, supôs insolentemente conhecer-lhe as predições do espírito e já não via nela senão uma mulher de pernas longas como as de uma ave pernalta, dada a tagarelar palavras de fumaça, logo dispersas pelos ares suspirosos do marido enfadado. Lentamente foi-se afastando até não suportá-la mais. Entretanto, regras atrasadas, a mulher atirou-lhe, em subterfúgios sedutores e apelativos, a notícia da inesperada gravidez e, convencida do sucesso desse ardil, viu-o se derramar em lágrimas, ainda que parcas em volume e intenção, e rapidamente convenceu-se da aptidão dócil do marido no restabelecimento dos bons dias de outrora. Entre penalizado e resignado pelo atrofiamento sentimental em relação à esposa, debatia-se em solilóquios internos a perguntar-se que fim levaram os atrativos, as reticências daqueles olhares demorados a esconder universos de surpresas inesgotáveis? Onde foram parar as carícias de incontida suavidade, os amores repentinos em sofreguidões próprias da paixão? Onde, em que ponto da biografia desse casalzinho lugar-comum em seu entusiasmo amoroso ele detivera-se perdido e nunca mais recuperara o compasso, a simetria, o porvir do mistério que amalgamava ambos numa vida de descobertas partilhadas, de sobressaltos frente aos obstáculos da existência, munidos da certeza do enfrentamento ombro a ombro, reciprocamente apoiados um no outro? Onde? Depois de uma gravidez plácida, vendo a mulher inchar a barriga e temeroso de que as pernas finas pudessem partir-se de um instante para outro sob o peso da criança a parasitar o cerne da mulher, a lhe chupar o tutano e a transformá-la numa criatura diferente da lepidez da juventude, tomada de achaques repentinos se a criança torcia-se de cólicas ou recusava o leite transbordante dos seios endurecidos a lhe avermelharem a pele em inflamações dolorosas, ou se o pequeno punha-se a sujar fraldas várias vezes no dia ou a constipar-se, o que era bem menos comum, ou as insônias a lhe deitarem bolsas escuras sob os olhos nas noites a velar a criança, ou o sexo retraído por zelos desmesurados "ai, paizinho, assim não que me dói aqui", o homem tomou uma decisão inapelável, pois, após dois meses de infortúnios domésticos a cravejar--lhe a paciência. Na manhã seguinte, ao acordar-se com as lamúrias da criança faminta, ela notou o vazio ao seu lado na cama, o travesseiro ainda recendendo a suor, alguns fios escuros contra o branco amarelado da fronha e o amarfanhado de uma noite inteira de suposições vincando os lençóis.

Em tempos de calmaria dos ânimos, antes da refeição vespertina nos acomodávamos entediados, esticados sobre uma velha cadeira apoiada num jirau, tristemente seguro a manter-se em pé por apoios de madeira oca, tantas foram as gerações de cupins a reproduzir-se, crescer e fenecer na intimidade uterina da madeira, sempre a parir novas térmitas, cegas de nascença, o mundo delas restrito a uma cavidade cada vez menos acolhedora pelos efeitos da seca perene, assim como o mundo que conhecíamos, ele próprio constringido pela força das nossas impressões acerca das coisas, dos movimentos lerdos da natureza, enclausurada nos ciclos intermináveis de amanhecer e anoitecer, alimentada pelos corpos que a terra chupava para si em veemências desesperadas. E nós sequer uma lágrima pelos falecidos, nossos olhos ressequidos como o chão pisoteado na andança à procura de algo que nos redimisse a permanência entre os vivos. Recostados em cadeiras que antigamente outros não davam pelo sentido do conforto mais do que o alívio de uma coceira no ouvido, cavoucado pela unha do dedo mínimo, digamos assim, agora as pernas espichadas, os dedos a mexerem-se em flexões para cima e para baixo, encimados por unhas comidas de fungos, a imundícia escura a cobrir-lhes os cantos, calosidades elevadas sobre as juntas, aqui e ali, em meio à modorra do cair da tarde. Os dedos a flexionarem-se e a pipocar estalos. A correição interrompida por uns dias, até que nos enfileirássemos novamente em marcha desatinada na direção de um norte que jamais alcançávamos, alheios à verdade das circunstâncias a nos subtrair do grupo pela mão da morte, empenhada numa solicitude embaraçosa, mas igualmente sedutora. Entre minhas unhas o cupim a agitar-se na contenda inútil com a morte, a barganhar seu desespero pela vida nos reflexos de mover as perninhas, até que seu corpinho, dividido em dois, mistura-se ao pó, erguido preguiçosamente por lufadas desalentadas de vento. Minhas unhas, o carrasco do inseto, e eu igualmente à espera de um executor da pena capital, todos nós condenados a perecer, não muito diferentes do inseto, cujas entranhas ainda lambuzam meus dedos. O jirau cede sob o peso da guarda da cadeira quando estalo as vértebras no alongamento agradável dos braços; em breve a madeira que lhe dá apoio tornar-se-á um montinho farináceo e ele tombará sem alarde nem testemunhos. Distante daqui, para os lados de onde o sol encena a farsa de seu perecimento diário, antes de cobrir-se com os mantos negros da noite, uma bruma imprecisa e melancólica esmaece o horizonte e enfraquece qualquer esperança de chuva. Aos poucos, a friagem sobe da terra e enregela nossas mãos e pés; já se percebe a rangedeira de cadeiras, banquetas de três pés e ossos, confundida com o som breve do estralejar de gravetos das fogueiras recentemente acesas, na intenção e preparo das pessoas recolherem-se para o interior de suas choupanas e cozinhar pedaços de cactos a desprenderem resinas gelatinosas, a misturar-se com bocados da carne de algum réptil incauto e, com sorte, uma pitada de sal ou, em dias auspiciosos, uma porção de larvas ou insetos carnudos. Também ali, na cozinha, a menina orquestra desajeitadamente a percussão da tampa da panela num abre e fecha da vasilha de alumínio espancada e logo o aroma chucro das favas incita minhas narinas e cobre-me a língua saburrosa em espremeduras doloridas de saliva espessa. Ao meu lado, o cão levita sobre reflexões inalcançáveis, as orelhas a moverem-se divertidamente na direção de ruídos e a balançar-se no afinco de excomungar moscas da ferida que nos uniu em culpa e vergonha. Sobre a ferida, o unguento amarelo-limão de enxofre, moscas a atazaná-lo em persistência infinita; os olhos do cão a disfarçarem sonos antigos, desde quando encontrado submerso no atascadeiro do fim do mundo e, pensando bem, como se uma corrente, os elos da corrente, a entrelaçar pensamentos, os olhos da mulher, os olhos do cão, algo de intrinsecamente suplicante na sombra umedecida no descer e subir das pálpebras, e eu imerso nas suas íris, engolido pelas pupilas rutilantes sob o sol da tarde, verdadeiramente hipnotizado por essa súplica diante da qual não ofereço alento nem resposta, como se Deus esconjurasse toda a dor a que nos submeterá por meio do olhar cristalino de umas poucas pessoas, como se nos apontasse o irremediável e não nos desse a graça da salvação, e, sim, a inconsciência do tempo que temos perdido na procura de um caminho que sempre esteve ali. Talvez, então, fosse preciso deixar-se levar pela profundidade tristemente exasperada desse olhar e ceder ao impulso de entendimento, uma vez que a vida não prescinde de compreensão, e deixar-se, finalmente, aconchegar na escuridão da noite que seu olhar antecipava.

Favas são como contas de um terço que dedilhamos todos os dias antes de incorporá-las às nossas bocas e integrá-las em nós como fazemos com as orações murmuradas em abanos de asas de insetos desprendidas do voo tonto dos cupins na direção da luz retilínea da vela nessas noites frias, os cupins desasados, nossas preces desmembradas, à procura de pouso e a carunchar esperanças; e outras tantas a volatilizarem-se nas chamas do sol em movimentos sinuosos, engolidas algumas, depois de ruminadas em pastas de esperança, orações e favas, tornadas à merda onde afundamos o pé desavisadamente. A água em borbulhas de vapor aromático a cobrir nacos de carne rósea e rija, grãos a dançarem na superfície do caldo tingido, impelidos pelo gorgolejo do calor provindo da pequena fogueira mantida por pauzinhos a racharem-se em estalidos secos. O pai esticado sobre uma cadeira velha, apoiada em madeiras imprestáveis, a sustentar o que antigamente fora um jirau, o olhar alongado na direção do passado, ladeado pelo cão sonolento, as costelas a listrar-lhe o pelo endurecido de pó, a rezingar grunhidos contra as varejeiras sobre a cabeça amolgada pela pancada desatinada do pai, as orelhas em sobressaltos assimétricos, atingidas pelos ruídos da tarde a murchar-se, lá onde o céu deitava-se sobre a terra e copulavam, os dois, até que um novo dia nascesse. O atrito férreo dos utensílios da cozinha. Os queixumes suspirados do homem ao seu lado. O ciciar de mosquitos famintos. O estalejar de ossos rachados das brasas. Nada a escapar-lhe, atento à minha movimentação, ao propósito de encontrar-me com o velho, inadvertidamente mal contidos por suspiros igualmente queixosos como os do pai. Uma insolação sob o pêsame da tarde, na falta do pai, à procura de provisões para a refeição da noite, o velho a acudir-me, saído não se sabe de onde, as mãos calosas a amparar-me, cotejando sensações da terra sobre meu corpo com o calor da mesma terra a transpirar pelas mãos nervosas em esquadrinhamentos de minha alma, e eu jamais tão tocada, e em meio a tanta desolação, as favas a cozinharem revoltas sobre águas irascíveis dentro de mim.

Por tacanhez e indiferença, aquele cuja alcunha era por demais conhecida entre os retirantes como "o velho", passava a maior parte do tempo recolhido a um estado de abnegação e desânimo sem precedentes, estirado sobre uma cadeira arruinada pela idade, colocada caprichosamente sob o alpendre da construção que escolhera como moradia por algumas semanas. Dali, desfiava uma trama de impressões a respeito da movimentação das pessoas premidas pela busca escravizante de alimento e água, o andar demasiado pesado no vagar das horas dormentes de dias impiedosos e longos. Havia dias, macerava pensamentos com o fim de extrair-lhes sentidos reveladores da perturbação que lhe atribulava o corpo em revoluções intestinais inesperadas, suspiros vagamente tristes, mastigações de gengivas gastas pelas palavras não ditas a subir e descer pela garganta e a polirem os dentes até o nervo com a aspereza de letras de arestas afiadas por incertezas. A mão, um ladrilho de escamas secas, ainda guardava na memória das sensações a suavidade selvagem da pele da menina que auxiliara há dois dias, desfalecida pelo esforço e pelo ar calorífico a derreter-nos em porções de óleo e apatia. Vidas miseráveis atravessadas por horas cujo vagar nos tornavam reféns da espera; a moça de feições suínas, submetida a um desamparo virginal impingido pela demora inadvertida sob o sol, tornava-se subitamente o contraponto a essa prisão dos sentidos, sempre a perambularem pelas terras áridas do coração, num jogo de espelhos em que nosso íntimo não era senão o reflexo da esterilidade do entorno onde circulávamos feito bois em moendas de nossos arrependimentos, por acreditar que o destino nos poupara da morte por alguma razão absolutamente inacessível, nossos sentidos ocos e estéreis como o ventre da madeira a parir cupins cegos e de vida efêmera. E a moça num certo desamparo convidativo, sem as feridas do tempo a ulcerarem e mancharem a pele, envolta em véus de castidade, imaculada, intocada pela maldade que nos movia em impulsos de prestar contas a tamanha presunção de sobreviver. Tentações erigidas sobre argumentos sedutores, enquanto a mão a tremer-me; o suor, uma película fina destilada do impulso de conspurcá-la na luta contra a impressão de que, dessa miséria toda, algo necessário a permanecer, não merecedor da sina de depravação. O cão a medir-me de longe, desconfiado menos de minhas conclusões do que da inocência de qualquer ser humano.

Coçou a cabeça por um instante na expectativa de surpreender um piolho solitário enredado nos poucos fios de cabelo do cocuruto avermelhado. Troçou de suas presunções e novamente se pôs a refletir. Pensava na jovem que ele auxiliara tão prestimosamente a recuperar os sentidos depois de uma insolação, fazendo uso da imposição das mãos em canalizações de energia gratuita, mas de pureza improvável, por se dissipar pelo filtro de seu corpo acabrunhado e, sobretudo, pelo filtro dos pensamentos libidinosos aflorados quando a jovem tomou sua mão e conduziu-a até os seios e, ambas as mãos, sobrepostas, detiveram-se ali em oscilações ofegantes do vai e vem dos pulmões e depois escorregaram em direção ao ventre. O velho, entre cauteloso e impaciente a respeito do desfecho disso, sentiu o pênis intumescer-se e, constrangido, ameaçou retirar sua mão sob a da menina, mas a pressão dos dedos sobre os seus o encurralou entre desejos sexuais abandonados à dormência do esquecimento e a vontade súbita de rememorar as sensações de possuir uma mulher. Permitiu-se mais uma vez conduzir até os arredores do umbigo, uma boca rechonchuda surpreendida em espanto, rodeada de pelos a descerem em linha até avolumarem-se no púbis. Foi quando a menina disse "pai" e, por um momento, a sintonia de mãos estacou-se, respirações se suspenderam no ar calmo da tarde para, em seguida, retornarem num longo suspiro de alívio resignado. O velho puxou com cuidado a mão e observou as feições feias daquela criatura a quem jamais dera um valor mais do que numérico na contabilidade dos que teriam de comer e beber diariamente os parcos grãos e botijas de água disponíveis pelos arredores e, ainda que algum felizardo tivesse a oportunidade rara de apanhar um lagarto ou abater algumas aves, geralmente enfraquecidas por moléstias do calor e da fome, e se travestisse da imediata condição de privilégio, urdido pela sorte na escolha do melhor pedaço de carne, o resultado das caças empreendidas era invariavelmente dividido entre os comensais menos favorecidos, relativizando a sorte a uma condição de incômoda fugacidade, logo dissipada pelo retorno das pessoas aos seus casebres molambentos, empestados pelo abandono, a fim de preparar suas refeições. Era assim que observava a volta do homem alquebrado por sofrimentos crônicos a lhe vergarem a espinha, a moça a esperar-lhe em afincos de devota pela comida ou pela presença do pai; a ampararem-se um no outro e adentrarem a escuridão incógnita, própria das famílias e seus lares. Uma faísca no encontro de olhares, uma corda tensa a vibrar notas de timbre arranhado que só a intimidade mais constrangida é capaz de atentar sem dubiedades, visto que, nesses casos, a proximidade de duas pessoas se mantém mais pelas defesas hipersensíveis, da antecipação dos movimentos do outro, do que pelo caloroso e espontâneo contato propiciador de troca, capaz de surpreender e embaraçar representações, o velho matutava, enquanto passeava os dedos sobre uma crosta desenhada em relevo na nuca. Uma cumplicidade zelosamente resguardada dos olhares alheios por pai e filha, alimentada por especulações que nada mais eram do que uma tela de margens infinitas onde o velho pincelava grossas camadas de seu próprio drama monocromático.

A cauda de lagarto a verter sangue, chamariz de moscas em frenesi ruidoso, o punhado de grãos, enrugados pela desidratação, e dois pares de enlatados, possivelmente feijões podres, visto que era o que mais se achava nas prateleiras de mercadinhos varridos pelas águas, amontoadas debaixo de lama ressequida e lixo em demorada decomposição. As latas prenhas de botulismo e disenterias, mas únicas a permitir uma variação no cardápio rotineiro dos últimos anos. O filho balançava-se sobre uma cadeira a estalar agonias de morte iminente e grunhia babas que se espichavam em longos fiapos gosmentos em direção ao chão. O cheiro peculiar de merda se imiscuía em todos os recantos do cômodo e dividia a atenção do mosquedo entre o rabo extirpado do lagarto e a incontinência do gadelhudo, filho da mulher de pernas compridas. Sentia escorrer entre as pernas o sexo de há algumas horas, liquefeito pelo calor estéril de seu corpo sacudido pela veemência do homem a lhe puxar os cabelos no desespero faminto por algo que não era apenas uma cavidade acolhedora. Em meio à quase inconsciência de corpos entregues às sensações de prazer, coberta de suor e lanhada pela aflição do parceiro, presumiu ouvir sentidos desconexos na palavra "filha", expelida no ar em golfada de prazer e deixada ricochetear nas paredes, nos poucos móveis, no chão imundo, até perder força e desvanecer-se em pulsações de dúvidas dentro de seus ouvidos. Terminado o sexo, o homem repeliu a mulher, empurrando-a nas nádegas flácidas e arranhadas por sobre a mesa em que antes se apoiaram para o coito, e dirigiu-se até uma réstia de luz infiltrada por uma fenda na parede oposta, ainda a segurar o pênis murcho, sem saber o que fazer com aquele pedaço de carne. A mulher franziu o cenho, tomada de presunções. Olhou por um instante para o filho retardado a balançar-se e retomou os afazeres; apanhou uma faca e descamou a cauda do lagarto. Depois, num corte longitudinal, partiu-a em dois pedaços simétricos e polvilhou-os com sal antes de submergi-las na água fervente, onde boiavam grãos e insetos desatinados. Desgraçadamente deixou-se levar por pensamentos aleatórios, paridos uns dos outros, imaginando o pai a chamar pela filha naquele que seria o mais íntimo momento do encontro de dois corpos a regarem a possibilidade do amor com veios de suor e líquidos escassamente presentes nessa vida deprimente / *o homem a suspirar pela filha, como se eu fosse um receptáculo inerte, marionete dos seus impulsos de homem, desapropriada de meu corpo e a servi-lo, e a filha a suspirar também pelo pai, imersos os dois nesse pecado inominado, a negação do amor; e, mesmo depois de tudo o que lhe fiz, enganando a morte com meu leite oferecido a ela quando recém-nascida e cuidando-a de longe e tolerando aquele maldito cão e as investidas nojentas daquele velho, cuja fala lembrava-*

-me algo resguardado da luz do sol dentro de mim e prestes a expandir-se em explosões voluptuosas de raiva a varar a escuridão, o abandono das coisas recalcadas, a trazermos dentro de nós compartimentos abarrotados de recalques e mágoas e coisinhas, miudezas diárias que machucam como espinhos, e deixamos pra lá, até que o espinho seja lembrado por pisarmos em terreno mais árduo e adentra a pele com a força de uma lembrança dolorosa ressuscitada, e a fala do velho a lembrar-me de raivas mal contidas, e algo no olhar de meu filho, "é bom nem *saber". Sim, depois de tudo que fiz, o pai de meu filho a sumir-se e a largar-me, deixando-me sem esperanças de recuperar o que nunca tive plenamente. Depois de tudo que fiz, o homem a largar-me como a um bagaço, a arremessar-me para longe numa cusparada a limpar-lhe a boca; a permanecer cristalina, intocada e pura nos lábios mordidos a palavra "filha" /.*

Não há noite, encolhida sobre colchões roídos e despedaçados de poliuretano, coberta de trapos fedorentos, em que não me martirize a pensar no fim que meu filho levará quando eu morrer, justamente eu que o trouxe à vida e não posso resguardá-lo da morte. Eu que aprendi duramente sobre as limitações inerentes de cada ser humano em observações do cotidiano da criança e a repulsa que o diferente causa nos demais, a perceberem-lhe, antes de tudo, a cabeça desengonçada a equilibrar-se com dificuldade sobre o pescoço fino, encoberta por cabelos selvagens, o olhar vago, perdido, desconexo dos globos oculares em reviravoltas desarrazoadas, os grunhidos roucos; os gritos impertinentes, constantes; todos a rirem-se dos fundilhos sujos de merda, gravitados por moscas; o andar desajeitado de atração circense em matinês. Enfim, o conjunto todo destoante da prescrição corporal plausível, a distorção necessária à afirmação da normalidade dos demais. Meu filho sem mim, e o mundo a sacrificá-lo pelo bem da estética comum ou o que fosse. Nisso, pelo menos, igualo-me às outras mães.

A condição do agnosticismo era deixá-lo inerme diante das dificuldades que ele antevia próximas, depois de passear nervosamente pelo corpo da jovem suas mãos nodosas. Naturalmente, enquanto agnóstico, só podia valer-se do racionalismo para apreender o sentido dessa e de outras reviravoltas na vida, desprovido da paixão de crenças a ditarem o curso da existência e os significados camuflados nas entrelinhas dos acontecimentos, mesmo os mais cotidianos, como agora noto no inseto que achatei entre os dedos, largado a estrebuchar-se na poeira primordial. Não podia dar-se ao luxo de recuar e aceitar o imponderável na determinação dos fatos. Tinha de escolher a crueza do pensamento solitário ou entregar-se a uma fé improvável, mas seguramente aliviadora do peso de tantas dúvidas a lhe dilacerar o espírito. Estendida à moral, o agnosticismo não prestava contas a ninguém, a não ser a si próprio. Portanto, sabia que usurpar a filha daquele homem que se lambuzava na mulher, outrora sua, era o meio mais eficaz de atingi-lo sem precisar valer-se de culpas preconcebidas e sem debater-se em pecadilhos mundanos. Contava para isso com a amnésia ou negação da mulher em reconhecê-lo, em percebê-lo como o homem que a abandonou, prenha daquele rapazola deformado anos atrás, e causava-lhe sincero espanto a forma como certas paixões se desfazem a pretexto de quase nada. Nossa atenção desviada por qualquer coisa, um plano de excursão inadiável até o centro da cidade; a compra de uma bugiganga; a desatenção ao elogio esperado; a palavra impensada; um muxoxo incontido; qualquer coisa a resguardar-se na confiança de que essas miudezas são sempre pequenas demais para ruírem o relacionamento, e lá seguimos nós na renitência desses deslizes diários, até o ponto em que nos distanciamos inevitavelmente um do outro e já não há mais remédio, já não somos os mesmos de antes e nem nos alimentamos das mesmas expectativas de convivência. Talvez a mulher empreendesse o inferno da autocrítica à época e a dor resultante desse rescaldo emocional tornara-a cega ao velho e intolerante à sua própria cumplicidade. O passado, infelizmente, é uma lacuna que só pode ser preenchida com elementos do presente, e essa discrepância de tempos só permite a compreensão do que foi pelo exercício da memória. Nem o velho, nem a mulher, nem ninguém jamais modifica as circunstâncias do acontecido. Somente a compreensão é mutável e, nesse aspecto, o velho preenchia suas lacunas atitudinais com o esterco fácil do racionalismo, e dali brotavam e vicejavam tubérculos de cujo sumo de desculpas infindas ele se nutria.

Algo nesse palavrório a intrometer-se nas águas paradas e profundas do passado e a agitá-las como a um animal escondido na escuridão do fundo e repentinamente desperto pela ondulação de uma folha de lembranças, desprendida do alto e a quebrar o silêncio, a calmaria da estagnação. O mesmo palavreado de tempos remotos, folhas desprendidas da boca do homem a dispersarem-se suspensas no ar morno; mas, incerta quanto a ser o homem que lhe desgraçou a vida, antes com cabelos bastos e brilhantes, este calvo como um ovo, alquebrado e manco da perna esquerda; adivinhava-se a barriga murcha por trás das vestes, a voz mais rouca, a imagem distorcida do homem de olhar vítreo a refletir chamas de sol nas manhãs outonais; a boca de um corte fino, cirúrgico, sem lábios; as faces sombreadas pela barba escanhoada todas as manhãs, invadidas pelo perfume da colônia almiscarada vagabunda; o corpo atlético de manoplas expressivas e agitadas: definitivamente, não poderia ser o mesmo homem / *a mão numa carícia automática sobre os lençóis amarrotados e, no entanto, apenas o vazio glacial; e como algo que não é mais pode doer tanto? A criança a choramingar por leite, e eu a correr cômodos, contrariando a intuição da ausência irrecobrável, o banheiro, a cozinha, a sondar vestígios da passagem do marido no arranjo dos objetos fora do lugar, nas pequenas quebras da rotina diária, num farelo de pão, numa réstia de alimento aderida no pano de louça, miudezas as quais nos agarramos na composição do outro, mas nada, nenhum sinal a amparar-me a possibilidade de retorno do marido. A intuição da perda irremediável, do abandono a fermentar-se dentro do peito e a transbordar em lágrimas, os gritos do pequeno a ferir-me os tímpanos e já não sabia mais se eram os meus gritos a estrangular-me a voz ou a criança e, por cerca de uma hora e por fomes distintas, ambos choramos e uivamos abandonos /*. No dia seguinte, abater-se-ia sobre a terra a pior chuva da história, como se suas tristes lágrimas, incontidas e acumuladas, transbordassem rios, pesassem sobre as nuvens, empurrando-as de encontro à terra, e afogassem o mundo numa desesperação sem fim.

Parte dois

Sim, agora me lembro com nitidez, a despeito do ácido do tempo corroer os fatos, esburacando-os e, como o pai, tendo de preencher as feridas do esquecimento com confabulações e matéria de sonhos, matéria volátil, inapreensível, mas necessária a esses reparos, a dar sentido a biografias. Lembro-me do dia em que senti meu corpo em sofreguidão a diluir-se em respirações ondulantes e o corpo do homem sobre mim, precedido por mãos grandes e úmidas, incertas no trajeto a percorrer, hesitantes sobre o mistério de meu umbigo e em antevisões perturbadoras a respeito das reticências veladas sob minha roupa. Eu de olhos cerrados no limbo entre o sono e a consciência entorpecida, e a respirar e a sacudir o corpo, e quando o atrito da chave a rodar mecanismos reumáticos, o sobressalto, o despertar, e a sombra do pai a crescer sobre mim e o cão, com seus adereços natalinos, carrapatos congestos de sangue a balançarem-se, e a ferida a alastrar-se pela cabeça, ainda dividido entre quem lhe deu a vida e quem lhe amava; e, até mesmo para o cão, uma dúvida ingrata. Senti meu rosto avermelhar-se ao abrir os olhos; e sabia da observação do pai a deter-se em divagações. Meus dentes amarelos expondo-se num sorriso triste, não tão triste como nossos olhos, os meus, o do pai, o do cão, a testemunharem a mesma história. Devolvi o olhar ao pai, a face num semipesar de dor, a espinha a lhe embrutecer e a tirar-lhe a paciência, e ele sem poder caminhar, sentar, defecar, tossir, e todo o resto, a chave pendulando no indicador entre a dor e a decepção. Deixamos nosso diálogo de olhares e acusações subentendidas de lado e, em seguida, a mesa disposta como aprendera a respeito das artes de etiqueta com a mulher de pernas finas, os talheres deitados na lateral de pratos fendidos, encardidos pelo caldo de favas e carne de lagarto endurecida, amargosa. Dali a instantes, o cão a espichar-se e a encolher-se entre indeciso de permanecer ou deixar-se levar pela morte, a cicatriz em que outrora fervilhavam larvas, uma nódoa espessa ainda a purgar, e a moléstia a espalhar-se pelo sangue do animal. Pior do que o veneno da infecção, a amargura da carne dura e encardida, entre dividir-se por quem lhe tirava a vida ou a mantinha nessas condições de dor incurável. Nesse dia, o céu mais sujo do que de costume, encoberto pela fuligem na forma de nuvens rechonchudas, escuras como uma cicatriz em relevo sobre o céu, trespassadas por lanças de sol inclemente. Nesse dia, se pudesse, teria lido os símbolos por detrás das formas das nuvens e me precavido dos piores sofrimentos, ouvindo o estalejar da coluna do pai misturar-se com o ranger das tábuas do jirau e com o crepitar das brasas. Tomada de epifania inédita, dei-me conta de que o velho e o pai, a mesma pessoa a suprimir-me de afetos; e a precisão de encontrar o velho depois da refeição e contar-lhe que o amor do pai era uma obrigação, uma condição forjada em culpa e arrependimento; eu, um fardo carregado pra lá e pra cá, até que em elaborações de aprender a andar apoiando-me em paredes repletas de garatujas, cicatrizes que o tempo vai deixando em tudo, por obra dele mesmo ou de seus escravos, os homens. O que dizer do cão, a espichar-se em definitivo, abafando gemidos de tristeza, e os olhos a apagarem-se como uma vela atingida por uma brisa muito delicada e infalível? O que dizer de nós, apenas chamazinhas a apagarem-se sob qualquer sopro a mercê da vontade de quem? E o cão a ladear-me e a dividir comigo os primeiros passos incertos, cambaleantes, a latir aplausos, e eu, uma noviça no expediente de deambular, a sentir as pernas fraquejarem. Mordia a determinação entre os lábios e, festejada pelo cão, ensaiava mais alguns passos sob o olhar perscrutador do pai. Enquanto andava como podia, enfiando as muletas entre rachas de asfalto trincado, entre pedras disformes e na maciez da areia, refletia sobre o encontro com o velho. Ali perto já vislumbrava o esqueleto do antigo hotel, a escadaria de granito, as pilastras estranguladas pelo caramanchão ressecado; e, de súbito, uma dor lancinante a perfurar-me o ânimo, entrando pelo peito e alojando-se no coração, disseminando os humores da antecipação de desgraças. Minha boca destilando fel a diluir-se com as lágrimas em profusão de desespero, a ranger os dentes como a chave oxidada a ranger os mecanismos gastos da espinha do pai. Sentei-me, alheia à curiosidade reflexa dos passantes, a imaginar o velho a alisar a barba espinhosa, a mão a apoiar a cabeça e os olhos em observações cansadas, embriagados com aguardente vagabunda; e a agonia da dor em prenúncios de morte a conter-me a respiração, fios de óleo a escorrerem sobre meu rosto, e na mente a agitação vertiginosa das ideias a mesclarem-se, e eu em apelos por distrações da dor, a imaginar os corpos nus, enlaçados, o suor porejando, vertendo da imagem sobre mim. Ambos enlaçados num abraço em comunhão de sensações e líquidos, até que os mecanismos secretos da fechadura fossem penetrados pela haste viril da chave em hesitações indefiníveis; e mais uma vez morri, e meu corpo suspenso por ganchos de interrogações, balançando como bola de natal prenhe de sangue sobre os cinco blocos de pedra lentiginosa, onde os passos do velho inscreveram-se na juventude de ambicioso autodidata, dado a liturgias de cura por imposição de mãos, fundamentado em escritos milenares de culturas orientais e na evidência de resultados promissores oriundos de experiências com pequenos animais e voluntários desesperados para o conforto de dores e males em geral. De certo um homem belo, de feições moldadas por inspiração divina e detentor de conhecimentos muito além da maioria. As grossas lentes de vidro, circundadas por aros de metal, pesavam-lhe sobre o nariz e davam-lhe ares de intelectualismo, mas que não foi salvo-conduto perante a grande enchente, tampouco seus conhecimentos autopropalados lhe impediram da fanfarrice de alguns sobreviventes mais afeitos às previsões dos antigos e dos presságios depreendidos de brisas inesperadas, do formato e cores das nuvens, do canto de certos pássaros, do comportamento de insetos etc., resultado de observações pacientes e de associações de causa e efeito, cuja consistência era mantida pela margem de acerto muito além das conhecidas previsões científicas. E os acontecimentos vão entrelaçando os fios do destino numa urdidura a nos enredar como a um peixe preso nas malhas de uma rede de pescar. Não fosse assim, o velho não teria se salvado, ainda que traumatizado pela desgraça inominada das enchentes; e sobrevivente, ferido na cabeça e no pescoço, uma perna fraturada e uma das lentes dos óculos perdida, modelou-se na enfermaria da passagem do tempo em um homem alquebrado e manco, a voz sulcada por areias roufenhas e desgostoso com a malha tecida pelo seu destino a prender-lhe em titubeações de fuga inútil. A dor aliviada, ergui-me com a dificuldade habitual, sequei o rosto com a manga poeirenta da camisa e retornei a casa, fungando aflições. Tomei a boneca de cabelos de celofane quebradiço e sorriso bobo e sentei-a sobre a mesa lustrosa de gordura, a entabular diálogos silenciosos com a boneca, e os pensamentos a transbordarem a cabeça e lembrar de alguém a dizer-me "filha". Você a encarar-me, os olhos sem a vivacidade do verniz, nem mesmo o azul turquesa, a perquirir reações como o cão, temeroso do abandono ou da judiação das pedradas, e eu a dizer-lhe "boneca, corra daqui!", e seus braços abertos, crucificada no tempo, suspendida do movimento, uma lacuna corroída pelo azedume com que o pai relatava histórias da mãe, em gotejamentos morosos, a marcar hiatos nos relatos cuja corrosão jamais cessada, e a prolongar-se comendo histórias inteiras, algumas a dilacerarem o espírito como um parasita. Você inerte, observadora silente do desgaste lento do tempo, feito larvas sobre a carne relutante, grãos de arroz móveis a partejar moscas, mortos pelo sêmen etéreo do rapaz; e o traço esponjoso, endurecido, sobre meu antebraço. E, quando ele estreitou os olhos em trejeitos felinos e ergueu o canto da boca em pedidos repetentes e lascivos, o pai a apertar a clava de osso a perfurar-lhe a pretensão com dardos de raiva faiscante; o cão carregado por mim em arranjos de cueiro numa saca de linhagem, a lamber-me as orelhas, tomado por uma afabilidade agradecida, a língua pálida e morna, incapaz de articular palavras, mas destra nos afetos, diferente da língua imprudente do velho, como diria o pai e, ao chegar a casa, o frio já imergira as casinhas em arrepios e tremores doridos, e aos poucos as pessoas recolhiam-se, embo ladas entre si e cobertas de farrapos de panos encontrados amontoados dentro das choupanas, duros de sujeira a ponto de quase quebrarem-se. As fogueiras em incandescências agonizantes espargindo lufadas tímidas e quentes.

Dentre as quinquilharias que ajuntavam em nossas caminhadas, o frasco empoado de fuligem despertou-lhe sensações estrangeiras no universo de valores que supunha carregar marcados a fogo na alma. Sentou-se e esfregou a garrafinha na camisa e ergueu-a de encontro ao braseiro; desviou o olhar por um instante para a boneca e tornou a avaliar o conteúdo do recipiente. Sabia que o frasco continha alguns goles de água cristalina, pura, recolhida do último chuvisco caído sobre a terra havia um ano e meio; e sabia também das propriedades nostálgicas de tal porção de água pura no alívio das dores existenciais dos andarilhos; e sabia, enfim, que tinha sob sua guarda uma relíquia avaliada a peso de ouro. Pessoas desvalidas de moral e remorso poderiam matar por aquele conteúdo. Seus olhos absorviam a pulsação reluzente das brasas a finarem-se em suspiros derradeiros e ela rememorando a chave a torcer mecanismos oxidados e a gemer ruídos de espanto, o pai a lhe atravessar com lâminas afiadas de desconfiança, o cão incerto sobre a dádiva da vida ou da permanência, o amor usurpado sem que ela pudesse escolher como o cão permanecer ou deixá-lo embalar-se nos braços do perecimento, reflexões amalgamadas e testemunhadas pelo silêncio loquaz da boneca de nariz fino e sorriso oco, tudo isso a perturbar-lhe, premindo-lhe a garganta; e ela, em impulsos estabanados, rogou por tempo para que compreendesse os movimentos, a totalidade da trama que a empurrava para lugares intrincados e sufocantes dentro de si e não lhe permitia absorver a pureza do espectro de amor abrigado no interior de uma botija de água límpida. Na tarde esmaecendo-se sob a densidade fria e fétida da atmosfera, antes de sair, o pai a derrubar o olhar sobre o cão resignado à morte iminente, imerso em conjecturas ou apenas a espera a lhe aplastar o ânimo. A essa hora, o pai não estava mais em casa. Entre os pedacinhos de história recolhidos alhures, uma caixinha de fósforos e uns quantos comprimidos pulverizados, de efeito narcótico / *e talvez um dia bastasse para deslocar-me* à *procura do velho; talvez no palanque improvisado, onde entoava a catilinária usual; ou nos escombros do hotel; ou na casa em que se abrigara, um esqueleto acinzentado de concreto salpicado de manchas oleosas, sem paredes e com uma cobertura inacabada que mais parecia o espinhaço de agulhetas curvas de um peixe gigante, protegido do frio por lençóis de plástico farinhento* /. Um dia, dada a lentidão com que teria de percorrer esses pontos possíveis de encontrá-lo, era do que precisava, um dia, um mísero dia em que o pai não a cobrisse com inquéritos afônicos, a vertente inesgotável dos olhos a jorrar suspeitas langorosas, possessivas, um desassossego a velar-lhe, onipresente. O pó insípido em frações de presumida eficácia para adormecer o pai por um dia, até que ela ajustasse a compreensão dos acontecimentos com a realidade dos fatos, e assim o pó dissolvido na água em diminutas partículas destinadas a obscurecer a consciência do pai, e a inconsciência do pai a liberá-la para o entendimento de sentimentos estranhos germinando dentro de si. Já os mosquitos a zumbir uma ária monocórdia, a juntarem-se em acústicas oxítonas e a perturbar a calmaria da tarde a enlutar-se pela morte do sol e das esperanças desse dia. Nesse mesmo dia, o cão a fenecer, as narinas dilatando-se em angústias pesarosas a absorver o ar rarefeito; a dor e a febre murchando o corpo prostrado, sucumbido à tirania das escolhas extremas, maniqueístas de outrem / *então, ajoelhei-me diante do animal e beijei-lhe a cabeça, um longo e plangente beijo, umedecido por fartas lágrimas que pensamento nenhum, nenhuma censura, razão ou apelo aplacariam, e senti meus olhos injetados encherem-se e baixarem-se em marés de águas salgadas, límpidas e profundamente doloridas, inúmeras vezes, e meu peito em balanços violentos de tristeza a sacudir-me as carnes em lamentos desmedidos. Abracei o animal e, como uma mãe desolada pela crueldade do acaso, tomei-o em meus braços e o embalei desajeitadamente, como convém ao amor espontâneo, livre de maneirismos, como a virgem mãe a embalar seu filho na hora da passagem, santificado pelos pecados alheios; depois, deitei o cão com cuidado ao pé da mesa e arrastei-me até o lado de fora da casa, o que dava para o norte e, durante uma hora, escavei com uma pá improvisada o terreno sólido e calcário, até que minhas mãos paralisaram-se pela dor das bolhas estouradas e o sangue empastou-se como cola no cabo da ferramenta* /.

Colocada uma última pedra sobre o túmulo do cão, reparou a sombra do pai às suas costas, ambos atentos a uma espécie de metalinguagem dos corpos a conter emoções por demais intensas e exaltadas, a mirarem-se de soslaio e a emudecerem em reverência ao cão sepultado na terra maldita, regado pelo sangue do empenho da menina em oferecer-lhe um enterro. Encorajada, ergueu a face, até os olhares de ambos encontrarem-se e, nessa junção de sentidos, uma descarga luminosa de exasperação mal controlada, pertencida às profundezas da alma, refulgiu por um momento infinitamente curto, e pai e filha retiraram-se.

Na falta de uma sentença que traduzisse a importância do cão, enfiei entre as pedras uma placa com motivos florais extravagantes e atravessei duas tiras de latão em cruz, amarradas com fios de arame à guisa de uma cruz, e enterrei-a à cabeceira do túmulo. Recolhi todos os meus pertences em uma caixinha de folha de flandres amassada e a depositei ao lado da cruz. Dentro da caixa, um envelope com duas cartas; uma nota de dinheiro miúdo; a fotografia de uma mulher, rasurada por lágrimas ou pelo tempo. Além do envelope, um frasquinho contendo poucos centímetros cúbicos de éter; uma pinça manufaturada com arame oxidado; alguns grãos de favas de aspecto mais conservado e nobre, bons reprodutores em condições de terra fértil; um espelho quebrado, o estanho a descascar-se e o vidro a pintar-se de manchas senis; três ou quatro livros perfurados por brocas e cupins; um grosso almanaque; um recipiente minúsculo cujo fundo fora coberto por um pó amarelo intenso; alguns botões de plástico; um lápis diminuto e cerca de uma dezena de outros lápis usados até o limite de preensão entre os dedos; a boneca esguia, pernalta, como uma ema, e um boneco de pano, disforme, com longos cabelos de lã empapados de barro ressecado; um pequeno tacape confeccionado do osso da coxa de uma galinha; uma botija de barro e meia resma de papel cuidadosamente escrito. Removi o excesso de pó acumulado sobre os objetos; apanhei o lápis de melhor condição e recomecei a escrever numa folha de papel amarrotada, apoiada sobre a tampa da caixa.

Adeus. Caminhe por campos verdejantes e tenha o corpo acariciado pela brisa fria desprendida do mar em longos suspiros de saudade; ondas a rugir e a desfazer-se de encontro a rochas limosas à beira da praia de areia fina e homogênea como o céu; a espuma branca de leite a derreter-se em correntes cremosas até que nova onda disperse água e flocos de algodão pelo ar limpo da manhã; você, liberto dos constrangimentos da dor e da limitação, envolto numa aura de suave luminescência; sereno, os pés afundados em pastos imaculados, a derreter diamantes de orvalho sob as unhas; raios cálidos de sol a suspender-lhe em laços de luz; você quase a sorrir, volta-se até onde estou e entendo o que diz: "filha". Para onde você foi? E subitamente o verde aveludado e suculento dos campos torna-se o cinza metalizado e fuliginoso de costume; algodões de espuma zoam em enxames de moscas famintas; rochas transfiguram-se em carcaças mortalmente feridas de carros eviscerados e o rugido do mar é dissipado pelo vento fedorento a varrer meu sonho e a escorraçar-me para a realidade do amanhecer de mais um dia. O dia.

Da boneca com suas feições plásticas e recortadas em fôrma de acentuada monotonia de partes, esguia como uma lombriga, cabelo espigado e excessivamente loiro, reluzindo no espectro do branco, a testemunhar os movimentos da casa que não era mais do que uma cela; e apenas um buraco na parede arranhada de garatujas incompreensíveis; e um sol, perpetuamente enclausurado pelo retângulo da janela onde, à sua volta, arabescos mal desenhados em horas de vagas flutuosidades e refluxos de ideias na digestão da anguzada vomitiva de favas e carne de pescoço, em caldos sujos, levemente temperados com sal e alho. O bonequinho de trapos como que costurado às pressas, um pequeno monstrengo de olhos acabrunhados, ponteados sem simetria na cara de tecido branco encardido, os cabelos igualmente colocados às pressas em pontos e nós de grosseira inexatidão, endurecidos pela poeira perene desse buraco; rasgos no pescoço fino e na área da bunda, a expelirem enchimentos escuros de poliuretano, "feito merda", pensei um dia; a darem-me um boneco cagado, e os bonecos, presentinhos do pai, enrolados em papel reaproveitado e em celofanes ruidosos. O pai a visitar-me depois de percorrer caminhos de escapatória e a refluir empurrado por sabe-se lá que culpa a atazanar-lhe a parvoíce, e sempre a lamuriar-se do lumbago e da perna, e eu a olhá-lo e à cicatriz a marcar-lhe a cara de barba espinhosa, e a pensar no acontecido, sempre repisado por versões aumentadas e floreadas; e que capacidade essa nossa de enxertar elementos, fantasias nas brechas de memória corroídas pelo tempo e pelo desuso! Nem tanto pelo desuso, pois, aqui, sempre a lembrar-me desses acontecimentos de quando muito pequena, as pernas doendo-me nas juntas inchadas e vermelhas, e o pai em desespero a deitar cataplasmas na artrite, munindo-se da ideia de contar-me o sucedido à mãe em tentativas de distração da dor, e eu a ouvi-lo e a ouvir da grande enchente, e de como a mãe a finar-se tão logo eu nasci, e a dificuldade do pai a desfiar fatos e a recompô-los em sentidos menos vagos a uma criança febril e dada a grandiloquentes imagens da vida, e o pai a escamotear a fuga da mãe, deixando-lhe um bilhetinho, uma arapuca de letras e frases entrelaçadas em linhas tortuosas em que se debatiam os antigos sentimentos amorosos, agora reduzidos a uma mariposa tonta, e o pai a responder à situação melindrosa que se lhe abatia com murros na mesa e a gritar impropérios contra o mundo. Eu, criança assustada, pus-me a chorar e a correr manca, e com dores lancinantes de parafusos afiados, aos milhares, rosqueando-se nas juntas e a subirem-me pelas coxas; os joelhos prestes a estourarem febres e pus, e o pai alheio ao meu movimento de encontro involuntário, inesperado à prateleira, empurrando-a do caminho, com belas peças de bibelôs pedantes, vasinhos ornamentados com florzinhas plásticas, presentinhos inúteis, um porta-retratos com uma foto da mãe pousado sobre um guardanapo rendado, tudo isso disposto em ordem muito particular, obsessiva no afã de hierarquias de tamanho ou importância ou cronologia ou significado, algumas cerâmicas vítreas com a insistência das florzinhas, pintadas à mão, e tudo a oscilar e, numa pausa incomum do tempo, o pai a tentar segurar o móvel tarde demais, a fraturar-lhe uma perna e a cortar-lhe fundo a cabeça numa risca de carne viva, do vértex até o canto da boca. Depois disso, o pai a envelhecer prematuramente, eu sem saber se pela fuga da mãe ou se pelo atentado despropositado, inocente, contra o pai, e ele a me observar temeroso enquanto a recuperar-se da fratura, e remoendo ideias de vingança contra a mãe por intermédio de mim, na estúpida convicção de que eu poderia dobrar-lhe o coração e a fazê-la retornar algum dia. Dezessete dias depois, o auto a encostar sob a sombra de uma árvore frondosa a valer-se da decadência da tarde, quando a incidência do sol permitia tal amenidade; espremido pela porta, primeiro uma perna, depois outra, e a barriga avantajada, e um do braços vermelho feito uma salsicha a apoiar-se no capô e, finalmente, o carro a parir um homem gordo, ofegante; e todo ele uma salsicha vermelha porejando óleo. Minutos de conversa sussurrada, o pai apoiado numa muleta trabalhada por ele mesmo em artes de carpintaria amadora, a olhar-me de viés e, depois disso, o homem a acenar para mim e a chamar-me, na mão um cãozinho de pelúcia e eu boquiaberta, hipnotizada pelo sacudir do bicho, e o homem a chamar-me, cansado, o rosto pletórico, a qualquer momento a arrebentar-se de encontro ao chão; e atirou o cão até próximo de meus pés, e o pai, impaciente, mancou em minha direção, e a extremidade da muleta afundou-se na cabeça do cão, imprimindo-lhe um desenho redondo de ferida aveludada e dando ares de completo desamparo ao animal. Os olhos voltados em súplica silenciosa encontraram-se com os meus e, no instante em que, compassiva, agachava-me para apanhá-lo, a sombra do gordo cobriu-me e uma pontada agudíssima perfurou-me o braço. Ergui reflexamente a cabeça e fixei meu espanto nos olhos lacrimosos do pai, empenhado que estava em livrar-se de mim sem hesitações atiçadas pelo germe da culpa a reproduzir-se dentro do peito e depois a fervilhar como larvas aflitas, para sair à cata da mulher que o abandonara; e logo uma cortina enfumaçada de nuances vítreas e cores sobrepostas descerrou-se sobre meus olhos e, aos poucos, a intensidade da luz diminuiu, até que supus-me suspensa em fria escuridão.

Ao esticar as pernas e os braços, as pontas dos dedos tatearam a laje fria e recém-lavada; o ar frio enfiava-se carregado das farpas pelos pulmões e retornava com exalações de desinfetante; meus joelhos latejavam pela friagem e, enquanto percorria o olhar pela cela de paredes sujas, com uma janela retangular gradeada, a porta de ferro com a cancela para bandejas, a cama coberta por roupagens quadriculadas e obviamente surradas pelo uso e por sucessivas tentativas de lavagens, o bacio e a pia encimada por uma torneira a cantarolar pingos de compassada monotonia, manchada de limo e ferrugem, e um espelho partido e remendado, enclausurado em moldura de madeira vagabunda pontilhada de orifícios minúsculos de brocas / tudo isso atirando-a violentamente à certeza de estar trancafiada por um crime do qual não tinha consciência. Arrastou-se até a janela e, com o auxílio de um pequeno bidê de madeira com gaveta única, apoiou-se com dificuldade até poder elevar o corpo pesado e arremessar o olhar para além da janela. Viu a vastidão de terra queimada pelo sol; viu carcaças de carros corroídos pela oxidação; viu esqueletos de construções descuidadas, inacabadas ou destruídas; viu árvores ressecadas em contorções de desespero solitário; viu montanhas distantes embaçadas por brumas escuras feito fuligem jogadas ao ar por chaminés ou queimadas; viu o céu rasurado por nuvens sujas; viu o sol a mirar-lhe caolho; viu lixo acumulado em grandes montes e a correria de ratazanas amedrontadas. Não podendo mais sustentar-se num só pé, desceu com cuidado. Deixou o corpo escorregar pela parede da cela e adormeceu sentada, a mente povoada por visões fantásticas, de alegorias de papel machê que tivessem sido moldadas pelo capricho tresloucado de algum artesão perturbado com os vislumbres escorregadios a vazarem de sonhos.

Depois destas coisas, olhei, e eis que estava uma porta aberta no céu; e a voz de trombeta disse: suba aqui, e mostrar-lhe-ei as coisas que depois destas devem acontecer.

Todos têm uma sanção geral e indiscutível, cuja condenação é a morte, e penas de menor importância que, segundo a lei dos homens ou do acaso, nos castigam na tentativa de correção de desvios morais tornados atos ofensivos ou danosos. De certo modo, a vida é uma prisão em que somos relegados a cumprir penas havidas ou a acontecer. O princípio da culpa enquanto regra moral é universal e não poupa ninguém. Mesmo os ditos iluminados expiam a humanidade intrínseca e conjecturam sentidos transcendentes para essa condição irremediável. Assim, enquanto aguardo a pena capital, cumpro o castigo da clausura nesse mundo feio onde o olhar não encontra conforto nem paz, onde o cenário decompõe-se em névoas de sujeira e fedentina química, plástica e férrea, onde o sol mantém a prepotência daquilo que é inalcançável; onde os dias desfazem-se em noites frias e estas sangram negrumes ao amanhecer e desfazem-se em palidez anêmica com os primeiros raios do sol; onde a fome do espírito perverte a fome do corpo, ávido por rações a nos incharem a pança, e nós a lambuzar-nos em ruminações de pastas compostas de farelos e sementes de mágoa e raiva à hora das refeições. Depois, quando deitados, cobertos com trapos de pano que outrora vestiram mesas, forraram gavetas, esconderam vidraças, nossas mortalhas; os percevejos se põem a nos picar e a deixar nossas pernas e dorsos *petipoá*, amenizando, pela coceira, a solidão dessas noites frias.

Ela se sentiu aliviada quando intuiu a sombra a cobri-la como um manto pousado delicadamente sobre os ombros e a cabeça. Suspirou demoradamente e voltou o tronco com dificuldade, ao mesmo tempo que se apoiava na borda da cama de ferro, finalmente erguendo-se e fitando-o, sem nenhuma expressão no rosto espinhento, recém-acordado, ainda inchado, bolsas escurecidas sob os olhos, o hálito a grudar-lhe amargos na língua. Em pé, emoldurado pela luz do sol atravessando o retângulo na parede e dando-lhe ares de santidade, o homem estendeu-lhe a mão e ela, envergonhada, baixou o olhar até o chão de pedras ásperas e imediatamente, como se apenas uma oscilação da cabeça, aprumou-se e tornou a observar as emanações luminosas de aura escorrendo da cabeça e do corpo do homem ali parado, a mão pacientemente esperando suspensa no ar. Esfregou os olhos em movimentos circulares, estreitou as pálpebras e contraiu o rosto no apuro de delinear melhor as feições daquele homem e, em meio aos lampejos de luz e teias de sono a atrapalhar a visão, não teve certeza de encarar os olhos aguados prestes a derreterem-se em tristeza, nem mesmo a cicatriz na face a repuxar o canto da boca, ou sequer a mecha de cabelos empastados de gordura, ou a clareira de fios tonsurados pela ferida antiga no cocuruto. Talvez uma leve inclinação do torso acabrunhado pelo lumbago, ou a perna desnivelada por fratura antiga; nada lhe oferecia a certeza de quem fosse o homem. Em pé, esticou receptivamente os braços na direção da luz, as pálpebras finalmente fechando-se em gozo antecipado e, subitamente, o silêncio alguns passos adiante, a parede a sua frente, gelada, encimada pela janela indiferente a vomitar punhais incandescentes de luz e a imprimir na parede oposta um retângulo luminoso. Passeou os dedos pela parede rugosa a tatear surpresas inexistentes na monotonia do reboco rude e, fora do alcance da luz a embargar-lhe a visão, frustrada, finalmente despiu-se de qualquer esperança / *hoje, novamente, a sombra cresce-me às costas e já não alimento expectativas de reconciliar-me com o pai, alquebrado pela espinha anquilosada, pela perna manca e pelas cicatrizes a marcar-lhe a cabeça, enquanto organizo na graduação de objetos maiores embaixo, os menores sobrepostos a estes, no interior do repositório da única história possível nesses catorze anos, enclausurada numa caixa de lata ferruginosa a arrepiar-me os pelos da nuca toda vez que as unhas lhe arranham. O sol já a erguer-se há algumas horas e é preciso apanhar a garrafa de água e sair à rua à procura da mulher. Se ao menos eu a chamasse de mãe, e se ao menos eu a expandir-me além dessa caixa; mas, em breve, o pai busca-me, ou o velho, um deles, de certo, e é igualmente preciso escrever as últimas linhas dessa história no papel pardacento e gorduroso, visto que sem história ninguém subsiste ao esquecimento, e isso é pior do que a morte. Hoje, o dia em que o pai virá,* não *temerei; e, se não ele, o velho; alguém há de acolher-me nessa luz de rara composição de cores; e, por trás da luz, não mais a parede arenosa por onde vaguei durante catorze anos à espera de que você dissesse, ao menos uma vez, "filha" /.*

Há horas o sol desperto erguia-se no horizonte e rasgava o céu com o arco de movimento diário; fazia horas eu me banhara com o auxílio de uma caneca de alumínio fosco e encrostado de manchas escuras de café, derramando pequenos volumes de água fria sobre o corpo, eriçando os pelos pelo frio da água e pela brisa fria remanescente da noite, antes que o calor do dia dissolvesse o frescor matinal. Como de hábito, ensaboei o corpo e lavei o cabelo, enquanto despejava água sobre mim, enfiada dentro de uma grande bacia plástica, os pés tortos sustentavam-me em estabilidade traiçoeira; porém, as muletas providencialmente próximas, apoiadas na parede, de prontidão caso me desequilibrasse; o sabão alcalino feria-me os olhos e, como sempre, chorei sem vontade. Funguei ranhos desprendidos do nariz e, certificada da limpeza, estiquei o braço até o parapeito da janela onde a toalha era estendida para secar, sequei o cabelo e enrolei-me como que envolta por uma lixa a raspar e secar-me as dobras de pele e entre os dedos, agachada com dificuldade e rotineiramente a perguntar-me se meu ranger de dentes era por causa de dores na coluna também. Seca, vesti-me com as peças de roupa dispostas sobre a cama de lençóis rústicos amarrotados, enfiando-me na calcinha e, em seguida, dentro de um vestido de flores exageradamente co-

loridas e, por isso mesmo, chamativas e despropositadas ao meu estado de espírito. O melhor vestido à mão, perfurado por traças e recendendo a mijo seco ou bolor ou ambos; uma falsa saia em babado descia cerca de seis centímetros sob o tecido multicolorido e arrematava definitivamente a pretensão de quem quer que tivesse costurado esse indumento a uma condição inequívoca de ridicularia. Minhas pernas jamais depiladas evocam certa fragilidade impaciente, corrigida pelo apoio que as muletas que foram do pai davam-me. Os suportes, lustrosos e escurecidos pelo uso, mantinham-se firmes e funcionais e permitiam-me uma sensação de segurança nas longas caminhadas em círculo na hora reservada ao banho de sol. Sentada à cama, tomei um gole do café com leite adocicado, servido com duas fatias de pão e manteiga rançosa e um filete de geleia de uva. Enquanto mastigava sem vontade o desjejum, atentava para as sensações a percorrerem--me o corpo em expressões de mal disfarçado medo com relação ao que poderia acontecer nas próximas horas; o intestino rugia cólicas intermitentes, as palmas das mãos e as axilas vertiam pingos escorregadios pela pele e o coração tamborilava pulsações agônicas. Temendo uma dor no peito, levantei-me e dirigi-me até o bidê dentro do qual guardava a caixa de objetos e apanhei uma pedrinha discretamente reluzente e rolei-a entre os dedos na certeza de distrair-me ou retirar-me dessa aflição antecipatória.

Depois de catorze anos, viriam recolhê-la de volta a casa e então poderia caminhar livremente sob o sol e principalmente sob a noite, vigiada por olhos incontáveis de estrelas a pulsar zelos por ela, submersa na tinta aveludada e negra da noite. Talvez o orvalho condensando-se nos cabelos, na pele, umedecendo os lábios e os pulmões, ela a aspirar a candidez do ar frio e límpido do fim de mais um dia; talvez rolar-se-ia no chão, erguendo caracóis de poeira vermelha e inúmeros cristaizinhos de sílica cobrir-lhe-iam o corpo e restaurariam o brilho da liberdade. Certamente, e bem no fundo da alma, desejou cada instante de confinação desse último dia como uma marca indelével do sofrimento experimentado na clausura das horas de espera; a proximidade da liberdade como que lhe roubava o ar e constringia o peito; contorciam-lhe os intestinos e transudava desconfianças. Sabia que os últimos minutos derramar-se-iam com uma demora inexplicável, mas o tempo de poder retomar o sentido da vida, reconstruir sua história, era somente dela e ninguém, nunca mais, o tomaria sob qualquer pretexto. Mais calma com o rebolar do xisto nos dedos, certificou-se dos objetos da caixa e, num ritual estudado de despedida, apanhou algumas folhas da caixa, o lápis, e sentou-se numa cadeira descamando tiras de pintura a expor a carne de ferro, em frente ao bidê, e pôs-se a escrever. Escreveria a partir de um sonho de há algumas noites, em que se enrodilhava no corpo de um homem num amplexo de contentamento e aceitação, ambos em movimentos de sofreguidão, ritmados com a respiração agitada sob o calor infernal de uma daquelas tardes em que a terra desidratada lasca-se e fende-se de sede por chuva.

Naquela manhã, distante no céu e encoberta por esboços de nuvens a dissiparem-se lentamente em direção ao norte, vi uma estrela de brilho único e pungente, resistindo sob a intensidade do sol a espargir brilhos intimidadores e soberanos, erguer-se preguiçosamente atrás dos morros desnudos e, por razões irrecorríveis naquele instante, senti-me alegremente renovada e confiante no final feliz de minha história.

Escreveu num fluxo hemorrágico de ideias contra o qual nenhum torniquete moral seria suficiente. Escreveu sobre a grande enchente e a seca a sucedê-la; sobre a mãe liquefazendo-se em sangue na terra lamacenta; dos cortes na madeira entalhados pelo pai e dos cortes nas mãos contraídas pela dor e do esforço do pai a procurar a mulher de pernas compridas e do laço de afeto entre ambos desde então; do quanto ela cresceu sufocada pelas dúvidas voláteis acerca de débitos afetivos sob o sol inclemente e das primeiras transformações do corpo a inchar-lhe as formas e a erupcionar acnes indesejáveis e a lhe besuntar a pele de hormônios sebosos; das dores remanescentes da artrite nos joelhos deformados e enfraquecidos; do lombo do pai de onde avistava o cenário monótono da aridez constante e em cima do qual roía unhas e engolia aflições; do pai a curvar-se cada vez mais manco e cerrando a dentadura na liga indissociável de dor e irritação; das muletas herdadas do pai desacostumado a andar sem apoio e a esforçar-se em reaprender passadas, como uma criança de tenra idade indecisa sobre a consequência imediata dos passinhos de bêbado infantil e as muletas uma extensão de mim a apoiar-me, e, entre nós – eu e o pai –, o cão a ladear-me nas caminhadas e a vigiar-me sem, contudo, perder o apreço e a lealdade ao pai, que o resgatou da enxurrada e poupado de pedradas e desprezo pela vigilância retribuída por mim e pelo pai, a proteger-nos ambos (eu e o cão) com o tacape de osso. O cão a avaliar os meus humores e a reagir nas nuances dos movimentos de orelhas e no erguer das sobrancelhas; no abanar do rabo e nas variantes de latidos e grunhidos; os demais caminhantes a nos desprezar em ganas de matar o cão, e o homem de olhos de felino hidrofóbico, que eu vomitei no chão quente depois de chupá-lo, era o mais revoltado. O pai a fitá-lo e ameaçá-lo com fogo no olhar, mais quente que o sol, e a atemorizar a todos que importunassem sua filha, seu cão ou ele próprio. Não custava nada o pai partir-lhes a cabeça com um golpe da clava de osso, uma vez que, depois de errar um golpe raivoso no cão, foi tomado de apregoações metafísicas a lhe fazer ver a particularidade daquele animal. Tomado de certa vergonha de transgredir uma lei comum – de que se damos a vida não podemos subtraí-la –, desde então, houve certo respeito distante entre eles, mas não dos demais cães bípedes, e bem poderia rachar-lhes a cabeça. Eu mais segura, escrevi dos olhares trocados entre pai e filha – a corda de aço esticada até o limite da tensão, prévio ao rompimento, esticada por mágoas e raivas que nenhum dos dois apreendia na totalidade, mas que os mantinha ligados, e pelas pregações do velho alardeador, tão pretensamente sedutoras naquele deserto de almas desesperadas, de feições rudes como rochas e traços retos como que talhados a golpes bruscos e grosseiros sobre o granito, sem sinais de humanidade capaz de atenuar a emanação de brutalidade e selvageria dos corpos duros, dos sorrisos de dentes podres, dos cabelos de arame, dos pés fendidos, das mãos lascadas, polvilhadas de pó e a pele cortada por rugas profundas a acumularem remansos sonhados nesse deserto infinito, providos com uma força qualquer que os mantinha em pé e fugindo da morte. Mas estavam cada vez mais próximos da morte, em movimentos circulares tal e qual o movimento dos ponteiros do relógio, que percorrerem sempre o mesmo itinerário, condenados à mesma condição, diuturnamente; alguns deles a ouvirem por pura inércia ou adinamia as jactações do homem, como se as palavras soltas amenizassem alguma agrura existencial além da consciência de suas misérias pessoais e biográficas. Entre eles, aqueles que perderam parentes e amigos afogados ou decompostos como frutas podres de encontro a rochas e pedras, das bocas a mastigar barro, afogadas por suspiros de esperança de que aquela não fosse a última faísca de consciência antes de tudo o mais apagar-se. Outros a velarem corpos deformados pela violência das águas ou a enterrá-los em valas comuns; o nariz saturado pelo fedor levemente adocicado de carne em decomposição. Depois disso, as perdas pela seca vendo uns aos outros murcharem, o corpo a chupar-se e os ossos a saltarem perfurando a pele até desfazerem-se numa saca vazia de carne sempre a sorrir para a morte; ou esvaindo-se em caganeiras; ou definhando sob a febre de tumores infectos mal cobertos com cataplasmas de enxofre e rodeados por moscas; ou a desgraça de abandonar os filhos de cabeças enormes, porongos hidrocéfalos cheios d'água desperdiçados, deixando-os fenecer comidos pelas formigas. Até que um grande castigo se abatesse sobre todos, exaurindo os líquidos férteis do corpo, sêmens se extinguindo e úteros desertificando-se, e jamais novas crianças na inextinguível capacidade das desgraças se transmutarem em castigos, a fim de torná-las mais tolerantes ou aceitáveis. E o homem a guardar, numa saca, um par de craniozinhos, como um ícone da lembrança, da perversidade e da falta de atenuantes diante das circunstâncias de certos crimes. E sempre uma motivação pessoal a empurrar um abnegado ajuntador de crânios na defesa dos desfavorecidos. E eu a perguntar-me o que de si mesmo o velho homem a desprezar nos outros pecadores que, como ele, sempre buscarão o regaço das circunstâncias para se desculparem. Escrevi da presteza do cão, que chafurdava nos montes de lixo à procura de pequenos répteis ou ratazanas, sob o olhar de ódio de alguns que anteviam a impossibilidade de caçar, afinal o cão era mais ágil e dotado de sentidos, o que neles eram arremedos lamentáveis. Mesmo assim, contudo, as ratazanas se proliferavam e ninguém jamais deixou de comer a carne dura e empestada desses demônios, que à noite vinham mordiscar orelhas, dedos e o que fosse dos desavisados. Além dos mosquitos e percevejos a picarem-nos – já que estamos a falar de pragas a zunirem –, também havia pulgas e piolhos: o inferno. E nós a cobrir-nos como podíamos com os trapos que encontrávamos – muitas vezes o frio era tão medonho quanto o sol –, e nos aconchegávamos ou juntávamos os corpos muito próximos; os hálitos rançosos enovelando-se em nuvens de vapor. Em meio ao sono, havia sensações estranhas do corpo e a dúvida do que era isso, do que era certo e se o resultado do sonho sobre os corpos era um pecado tão igual quanto o ato em si. Antes disso, as pessoas acomodavam-se em cadeiras ou bancadas de madeira a testemunhar o cair da tarde, a espichar o olhar para o crepúsculo.

Entre o regozijo pelo descenso do sol e o incômodo pela falta da luz, as pessoas ali esperavam por qualquer coisa, percorrendo os olhos pelas terras vazias, marcadas pelas poucas árvores ressecadas e entulhos de lixo,metais caprichosamente entortados e oxidados, plásticos empoeirados, latas e embalagens sintéticas. Os transeuntes perambulavam pelas construções decaídas, com seus tijolos e armações de aço visíveis, numa melancolia de inutilidade. Todos desviando o olhar do olhar de procura dos demais – acaso encontrassem um ao outro – e mantinham-se assim separados, ainda que encontros sumariamente carnais sucedessem a qualquer momento (e pelos pretextos mais infames). As pessoas a evitarem o confronto de olhares e a mugirem prazeres extemporâneos, decorridos do atrito do lixamento – mais certo dizer dos genitais –, inicialmente prazeroso e depois aflitivo, quase a doer em espasmos de cólicas. Drenada a satisfação inicial, restavam apenas dois corpos estranhando-se e, envolvidos em camadas de calor oleoso, fritavam sentimentos até queimá-los, até arruiná-los e sobrar o carvão do arrependimento. Como acontecia com o pai em ocasiões de encontro com a mulher de pernas finas, e como acontecia com o velho nos seus encontros furtivos comigo, sempre cansado, com a perna a doer-lhe – a perna do pai um centímetro mais curta que a outra – e ele a capengar sobre superfícies irregulares, tomadas de pedras traiçoeiras, cujas pontas cortavam dedos e falseavam articulações. Os caminhantes a quedarem-se, apoiando as mãos, a fraturar dedos, a torcer juntas e a praguejar contra o mundo e a crueldade das coisas. O pai a mancar e a grunhir monossílabos vesicantes, que rompiam venenos tão logo atingissem os ouvidos, a mirar-me e a atirar-me pela boca e pelos olhos a raiva da partida da mãe, a procurar elementos na natureza e nas pessoas que lhe confirmassem esses apanágios despercebidos no passado, porque foi assim que apreendeu o mundo: apropriando-se de sinais disponíveis a qualquer um que tivesse percepção e inteligência para desdobrá-los em sentidos aproveitáveis. Eu a martirizar-me com a dor do pai e sem entender os princípios das conjecturas dele a respeito das coisas da vida, sobretudo as mais trágicas, sempre a trazerem a sombra de um carrasco a punir o desequilíbrio da ordem natural das coisas pela imposição da dor antes da morte. E eu tendo de pagar pelos desmandos do acaso ou pelas adivinhações malfeitas do pai; este a odiar-me, desejando profanar e enxovalhar de desgraças a pessoa que lhe arruinou a linha reta da vida (que nunca houve). A voz rouquenha emergindo das profundezas de seu ser a dizer-me: "Cale a boca por um instante. Perceba que o que lhe conto é a história como eu a vi, sem mais nem menos, e não pense que lhe engano com proezas ou logros infantis a respeito do que passamos. Você bem sabe que, nas minhas condições, criar uma filha sem a mãe era e é um sacrifício para poucos homens, e poucos superam esse encargo sem marcas causadas por desacertos para mais ou para menos. E não desconsidere a mulher que lhe deu a vida por meio dos seios, dividindo o leite escasso entre você e o filho retardado dela".

A testa com sua fronte plana e estreita, o nariz levemente desviado e uma nota rascante de pedras arrastadas entre si denunciavam certa familiaridade entre o velho e o rapaz cabeçudo. Mas daí a dizer que ele e a mulher de pernas compridas em uma história conjunta a amaçarocar-se na história do pai e, por consequência, na minha?

O pai continuou absorto a dizer-me: "Perceba que lhe é dado o sofrimento, mas o alento lhe é oferecido em contrapartida, ainda que demore mais do que o primeiro". Eu a senti-lo em esboços míopes, sem poder distinguir quem falava comigo naquelas vozes, todas parecidas em entonações siamesas, e quem, afinal de contas, estava a capengar ou a gemer de dor; quem tinha a cabeça deformada por um rasgo de cicatriz elevada e vermelha; quem ostentava uma úlcera no pescoço coberta de enxofre; quem abraçava-me e eu a revolutear dentro de mim sensações inéditas, que se exprimiam em mucos desconhecidos; quem estava a observar-me no cair da tarde e a vasculhar os movimentos subentendidos da cabeça, o entrelaçar-se de dedos agitados em tentativas de conterem-se uns aos outros em personificações de inquietude, a roncar-me o intestino e a apurar-me a vontade de defecar expectativas medrosas, a destilar suores no buço, nas axilas e nas virilhas, sentindo-me desfazer em amolecimentos da vontade; quem a enciumar-se do cão e a procurar-lhe afetos indecisos a respeito de mim e de meus medos. O cão, de olhos baixos a rolarem pelo focinho poeirento, intimidado com a ruindade dos homens a grunhir dores crônicas, tinha a cabeça latejando medos, assim como acontece comumente com qualquer ser vivo temeroso da perseguição dos atiradores de pedra e dos assassinos de cães, das crianças largadas à própria sorte, das formigas e das moscas famintas, do olhar inquiridor do pai e da ferida na cabeça em intermitências de melhora e piora – e o medo de não nos reconhecer mais quando da chuva que estaria por vir.

Sento-me aqui e atento para a disposição dos objetos nessa casa impessoal, onde largamos nossos parcos objetos e aproveitamos o que sobrou de desgraças passadas e do abandono dos moradores antigos, eles mesmos retirantes a deixar para trás aquilo que não poderiam carregar de arrasto atrás de si; e nós a aproveitarmos um cobertor de lã sintética, rendado pelas perfurações de traças e frequentado por gerações de insetos hematófagos, em paciência infinita pelo fastio no sangue quente de algum imprudente no conhecimento dos ambientes insetívoros; louças decompostas pelo tempo; móveis que não foram queimados em tentativas de fogueiras para atenuar o arrefecimento das almas e para cozinhar e aquecer o interior gélido das casas, esboroando-se em dejetos minúsculos de cupins; madeiras frágeis e porosas como os ossos dos velhos que encontrávamos pelo caminho e esmigalhavam-se com nossas pisadas pesadas e sem rumo; louças partidas em *puzzles* impossíveis; talheres esverdeados pelo azinhavre; aparelhos elétricos desmantelados e imundos; porta-retratos vazios; calendários estampados com figuras beatas e com datas circundadas por traços de caneta vermelha a assinalarem o dia do pagamento disso, o aniversário do tio, o dia que desceram as regras da fulana, a passagem do carro do gás. Observo especialmente os espaços em que outrora se acomodavam as pessoas em suas poltronas compradas a prestações a assistirem à tevê, agora uma caixa cariada a deixar exposta a inervação de fios e transistores, e a servir de ninhos de ratos; a decrepitude em peças que, se ajuntadas, jamais a compor a totalidade de antes, perdida pelas águas assassinas e pela seca inclemente a suceder-lhes. Em meio a esse cenário, amontoávamo-nos em territórios onde antes as pessoas transitavam e a interagiam compondo suas histórias; as casas pintadas, quase todas elas, de azuis intensos e opressores à pouca luz, desbotados aqui e ali, desvitalizadas como um sarcófago / *olho para você e o seu contorno idêntico ao do velho, a mesma têmpera, as mesmas marcas do tempo; a semelhança das cicatrizes e eu sem saber se você ou o outro, todos os homens semelhantes nesse inferno, o feitio lapidado por dias e noites de suplício; e não mais distinguir o geral da particularidade e a odiar ambos pela ausência, e mais ainda a mim mesma por não distingui-los* /.

Coberto o cão com a terra seca, levantei-me com uma dificuldade incomum causada pelas dores nos joelhos, como um quadrúpede que se decidisse, por revolta ou insatisfação extrema com a evolução retardada de sua espécie, a titubear sob duas patas. Recolhi sob o braço a caixa pesada com meus pertences, depois de desistir da ideia de enterrá-la com o cão, e fui tomada por uma vertigem a escurecer-me a visão. Senti o chão dilatando-se e estirando-se até o ponto em que meus pés e a muleta tentaram firmar-se inutilmente na certeza de uma ilusão passageira. Ao afastar um pé do outro para maior apoio, desgovernadas, as pernas trançaram-se num mundo a rodopiar; senti a queda com um baque, a caixa emitiu um som seco reverberante assim que caiu, e eu sobre a caixa e sobre as muletas, e a poeira de nossa circunvolução no ar a cobrir-nos em carícias minúsculas. Assim que recobrei a consciência, ainda obscurecida pela cronologia dos acontecimentos recentes, vi-me recostada na parede fria, a caixa ao meu lado; empalidecida por uma profunda sensação de abandono, espremi os olhos ofuscados pela luz retangular a escorrer por uma janela meada em silêncio e voltei a afundar-me nas águas lamacentas da inconsciência.

Pela manhã, o pai dormia profundamente, envolto na cor papirácea dos velhos e imerso em sonhos a revolverem os olhos cobertos pelas pálpebras escurecidas no fundo das órbitas. O pai suscetível como um bebê, roncando abandonos ruidosos; a fedentina habitual dos gases e arrotos da noite adensando a atmosfera. Em minhas mãos, os vestígios do sepultamento do cachorro e, debaixo das unhas quebradiças, a linha crescente de sujeira e sangue; e o pai a remexer-se e a espreguiçar o corpo, enrodilhado em lençóis moribundos sobre os quais insetos escuros corriam sem rumo a refugiar-se nas dobras quentes de pano, depois de pontilharem nódulos avermelhados na pele onde espetaram as trombas na prospecção de sangue. O pai, frágil e desamparado como uma criancinha, e eu a pesar em elucubrações simétricas quanto de meu sofrimento atribuir àquele homem e a concluir, sem empenho, que partilhar a culpa não a diminui, visto a profundidade de suas raízes; e o pai esticado, o volume pulsátil em ritmos de cavalgaduras entre as pernas e eu curiosa / "*o que é isso?" e cuspi uma pasta alcalina de nojo, o éter num frasquinho escuro e as investidas daquele aríete dentro da boca e as vísceras contendo dolorosamente a náusea a causticar a garganta e a língua, e a decepção do homem com olhos de felino, a escassez do prazer, e o frasco de éter, as mãos trêmulas e distanciadas alguns passos dali, a vomitar, vendo-o afastar-se e ser engolido pelo pó, as mãos na braguilha em movimentos impacientes, como agora* / "o que é isso?", a voz vincada do pai a dispersar-se na imensidão do silêncio, entrecortada por um bocejo espremido a franzir-lhe o cenho.

À medida que a luz da manhã preenchia a sala e atenuava o frio da noite, a compreensão dos últimos acontecimentos ia gradualmente tornando-se mais nítida. Pela segunda vez nesses anos de reclusão, caí desacordada sobre as pedras frias que revestem o solo e desmaiei por horas, sobrepondo a inconsciência do desmaio à do sono. Ao meu lado, a caixa de pertences com a tampa deslocada a transbordar parte do conteúdo; algumas folhas desordenadas espalhadas pelo piso e uns poucos objetos atirados para longe, como o cão de enchimento, alguns lápis e a boneca de pernas finas. Desde que aprendera a rabiscar e a ler, vinha compondo mentalmente um diário de anotações sobre os acontecimentos que compunham minha biografia, mas dias e noites de cansaço, fome e dor interrompiam amiúde esse propósito. Folhas perdidas, rasgadas pelo manuseio e pelo tempo; sujas ou aproveitadas para higiene depois de aliviar o intestino, reduziram minha história a fragmentos, muitos deles desencontrados no tempo cronológico, como se apenas os fatos mais resistentes, geralmente marcados a ferro incandescente nas ancas da memória, prevalecessem indeléveis, inatingíveis pelas elaborações fáceis e sedutoras do distanciamento, sempre tendente ao esmaecimento de formas, borramento de cores e diluição de conteúdos, dada a qualidade moldável dos acontecimentos de adaptarem-se às desculpas e a tendência de relevarmos os piores erros do passado. Lembranças, depois de um período variável para cada ser, vêm em arremedos e, no final, não são mais do que caricaturas, representações disformes do que foram. Porém, algumas encerram-se na estrutura do ser, de tal maneira que se constituem no próprio ser e, precisamente, algumas destas pude resgatar nos escritos que guardo na caixa e que, por pouco, há alguns meses, não sepultei com o cão. É certo que tudo se desfaz irremediavelmente nas valas sem fundo do esquecimento e que só sobrevivemos aos sobressaltos inesperados dos dias pela faculdade de esquecê-los. No entanto, alguém que leia o que escrevi retardará um pouco mais o fim inevitável a espreitar-me e, por força dessa circunstância ou privilégio testemunhal, mesmo sem o saber ou querer, tornar-se-á cúmplice de meu desespero.

O lápis na mão entre os dedos é uma ferramenta com a qual disseco porções da anatomia do inferno sob o sol escaldante a tremeluzir formas como minha letra mal traçada. Sim, pai, os que me amam estão do outro lado do horizonte e, durante anos, essa descoberta serviu como pedra lapidar da raiva que eu assentava sobre a família, encarnada na mãe substituta / e se ao menos eu a chamar de mãe /, *ela com seu filho retardado no encalço de seus atos mais mundanos, a imaginar ou a sentir a preferência da mãe por mim como um insulto à ordem natural das vontades infantis a transtornar-lhe os humores; e havia um custo de eu ser a predileta, de ter sido preferida mais do que você, irmão. Custou minha liberdade de seguir a vida de modo mais solto e livre; a exigência de retribuição amorosa de sua* mãe voltou-se, então, contra ela na forma de *uma raiva difusa a rachar meus dentes, que precisava ser contida e transmutada em culpa e, onde fosse possível manifestá-la, ela se apresentaria de modo disperso, a dissipar o veneno sobre pessoas, sistemas, instituições, o que fosse, nunca sobre a mãe que, mesmo sem querer, impunha a solução de sua dor ancestral de renúncia ao filho imbecil em troca da preferência pela filha do homem que ela passou a amar. Sem ser direta na sua exigência, a sutileza da pobreza de espírito da mulher gerou em mim a defesa dos princípios da pobreza e dos movimentos de emancipação da dor para tentar libertar a mãe-pobre-de-espírito. A mulher teceu firmemente a simplicidade e impôs peremptoriamente as pretensões modestas da vida a mim porque a carência dela contentava-se com restos, por nunca ter tido o todo. Urdiu, a distância, a benevolência necessária da filha enjeitada porque somente pela bondade os humildes, como a mãe-humilde, encontrariam a redenção de tanta miséria não desejada e nem sequer merecida; até mesmo Deus, a despeito do temor da mãe, era questionado, mas aí já tínhamos um primeiro movimento contra a representação suprema dos valores da mãe, como forma tímida e principiante de rebeldia da filha, e a demora da deflagração dessa revolta foi supor que Deus era o pai quando, na verdade, era a mãe. A fantasia de que uma intuição espetacular pudesse ter salvado a mãe das portas do inferno descerradas pelo pai foi menos um tormento pela fantasia de não ter agido, do que pela fantasia de, ao não agir, terminar intuitivamente com a dor da mãe, que era dor da filha. A angústia de ver a mulher chorando é a mesma – me ocorre agora – que a do pai chorando às escondidas clichês de ciscos repentinos trazidos pelo vento e depositados nos olhos; o mesmo senso de impotência e desamparo a sufocar-me o coração por não acalentar o choro, espinhos trespassando a carne na forma de lágrimas; e muita tristeza nos olhares de ambos, contraídos, a destilar choros inacessíveis à minha possibilidade. Quanta tristeza de não poder acalmar aquele choro / e se você chora desbragadamente na minha frente, é porque é preciso que o choro cumpra uma função em mim, que é a de manter-me enredada em seu sofrimento, e o sofrimento busca em mim um lenitivo ou uma testemunha ou uma cúmplice; ou tudo isso a reduzir-me a uma impotência culpada /. E era tão triste ver a mulher pernalta chorar, como era triste ver o pai a conter choros retardatários; e é o mesmo desamparo de mãos a torcerem-se evocando o mesmo desalento, tão grande que se tornava o meu também, sobreposto ao fardo de ter de resolvê-lo. E, então, eu perguntaria à mulher e ao pai por que eles esperavam que eu secasse suas lágrimas, por que colocavam sobre meus ombros a responsabilidade de secar as lágrimas de quem quer que seja e por que eles não me aliviavam dessa sina?*

Acalme-se, meu bem; não é para tanto...

Escrevi dos crisântemos, dentes-de-leão, gérberas e roseiras que enfeitavam canteiros e pérgulas erguidas com esmero na entrada das casas a atrair aves canoras. Do alto das armações de madeira, esticavam um fio em cuja extremidade inferior um recipiente com sementes renovadas diariamente era pendurado e as rolas e canários, atraídos em disputa por alimento, alegravam os olhos e impunham aos transeuntes um balançar de cabeças em sinal de aprovação a uma ideia que lhes ocorrera também, mas por falta de tempo ou habilidade, não se dispuseram a dar conta. Traziam debaixo do braço a merenda de grossa camada de banha de porco polvilhada de açúcar e achatada entre duas fatias de pão de milho, saboreada entre goles de café fresco, e caminhavam arrebanhados para as repartições, ainda a deitar atrás de si o perfume vagabundo das loções pós-barba e cremes de pentear. Do hotel de estilo anacrônico, com pilastras pretensamente romanas, rodeadas de trepadeiras a lembrar glicínias, e escadarias de granito vermelho, a receber um ou outro hóspede de passagem pelo lugar antes de arrojar-se a mais dez horas de carro até o próximo indício de civilização, ao norte, impressionados com a opulência discreta daquela construção de dois andares, algo afetada pela mistura de gêneros arquitetônicos e principalmente pelas trepadeiras com flores lilases de caldas aromáticas abrotarem de suas pétalas; do padre septuagenário que, segundo se dizia, tinha os miolos a decomporem-se pela demência como pudim exposto ao sol, e a afundar concepções e a submergir acepções inusitadas no cadinho de profanações amassadas contra os pecadores desgarrados, tentados pelas maquinações incansáveis do capeta a lhes soprar nos ouvidos concupiscência e iniquidades, a destilar venenos blasfemos e a emporcalhar a vontade dos incautos e desavisados, uma vara de espíritos suscetíveis aos melindres sedutores do diabo, mormente encarnados ora na fala aveludada, ora nas formas cuidadosamente torneadas e polidas das mulheres lascivas pelos olhares famintos dos tentados, distraídos a respeito da verdade incólume de que toda mulher tinha parte com o demo, e Deus nos punha à prova justamente nessas horas em que o instinto palpitava nas calças, a boca exauria-se de saliva, a garganta arfava ansiedades, e a vontade era empurrada facilmente nos recessos pilosos e negros da luxúria e outros pecados infames, antecipando vertiginosamente o caminho que conduzia aos umbrais dos martírios inomináveis do inferno. Isso no caso dos homens e de seus pecados mais recalcitrantes; no caso das mulheres, quando eram tomadas de inveja impensada diante do espelho da vaidade, a medirem-se pelas formas dessas outras, cujos corpos emanavam miasmas encantadores com dons de hipnotizar e revolver líquidos viscosos de erotismo e lubricidade, e perdiam-se em conjecturas demoradas sobre volumes, contornos, cores e pelagens, já estavam a precipitarem-se, também elas, na atmosfera sulfurosa do inferno, onde teriam a eternidade para lastimar a tentação de tornarem-se lascivas em nome de aparências ilusoriamente mundanas e, por isso mesmo, passageiras, escravizadas que estavam pelo desejo de ser desejadas, fosse por quem fosse, dizia em brados raivosos o padre em suas prédicas, e acercava-se da ideia presunçosa do fim iminente do mundo, quando o joio separar-se-ia do trigo e a justiça ungiria os justos com a graça divina. Além disso, tantos céus eu descrevi, desde que me pus a pensar em céus, e tantas foram as noites a encobrirem com grossas camadas de pintura escura o azul sereno e desbotado, mistérios corriqueiros na paleta de cores dos dias; e nós a permanecermos em espirais caminhadas ao longo de anos sob o céu, e darmos no mesmo lugar de onde saíramos. Há poucos dias aqui, cada qual de volta à sua casa ou ao que sobrou das construções, antes ostentando pinturas radiantes de azul e amarelo, canteiros enfileirados com verduras de folhas carnudas e rutilantes a crescerem faustosas; vasos floridos em nuances de cores quentes a contrastar com o pastel leitoso do céu; árvores de copas achatadas acolhendo o canto melodioso de aves em seus ramos mais inacessíveis; pocilgas bem cuidadas, habitadas por famílias de porcos roliços e rosados, tratados com zelo na expectativa de engordas promissoras; cadeiras de balanço e de palha para recostarem-se no final do dia em meio às saudações de boa noite aos passantes, os corpos cansados do trabalho, mas carregando consigo um senso de compromisso com a ordem natural das coisas; cães atados em correntes e refugiados em suas casinhas de telhas de amianto, a saudar com o rabo o amo disposto a perder cinco minutos com carícias atrás das orelhas do animal e a conversar em linguagens secretas de sorrisos e línguas, a balançarem-se de excitação mal contida; e alguns a assoviar para os canários engaiolados e a avaliar "quanto o pássaro comeu da ração hoje, mãe? Acho que o amarelinho está com cismas de botar ovo, mas o amarelinho é fêmea? ai, ai como saber? repare como anda jururu..." e, dias depois, o canário atirado para o outro lado do cercado, duro de tão morto, e a mãezinha a preocupar-se frouxamente com um possível achaque endêmico de aves, enquanto cortava rodelas de tomate e esticava o olhar na direção da telenovela e, na semana seguinte, um novo inquilino na gaiola, o pai a perscrutar com ares de ornitólogo se o amarelinho era macho ou fêmea e a mãe, diante da pia, a derreter-se em lágrimas com a trama sempre a mesma da telenovela e a deixar-se embalar por enlevos amorosos quando do beijo apaixonado dos amantes. Nesse instante, o marido a enlaçá-la pelo pescoço, metades de tomates caídos eventrados, a faca deitada na fórmica, e a mãe fingindo surpresa sem desgrudar o rabo dos olhos da telenovela, e o pai a erguer-lhe a saia e arriar as calcinhas, já a bragueta aberta e empunhando a virilidade retesada e em trejeitos de ator, e a mãe a dizer-lhe "hoje não, paizinho, que estou naqueles dias" e o pai a fenecer a vontade e a retirar-se para o banheiro – "puta que pariu!" – a masturbar-se tomado de pensamentos buliçosos pela dona da quitandeira, a bunda polpuda e o leve tremer de gelatinas quando ela a caminhar apressada, e os seios maduros prestes a verterem delícias pelos mamilos pontudos, e a xoxota encharcada de desejo, o olhar lânguido como melaço retesado, as contorções de lábios "eu quero , paizinho, vem... vem... assim..." e o chuveiro chiando águas sobre córregos leitosos engolidos pelo ralo indiferente. Na cozinha, a mãe a pensar no silêncio do marido no banheiro, "talvez o intestino a lhe perturbar", e a lambuzar-se com romances emprestados toda noite, enquanto tomates sangravam para a janta; lá fora, crianças correndo dispersas nas brincadeiras de bola e corda; os velhos sentados em bancos de madeira e cadeiras de encosto de ripas atrás de mesinhas de carteado e dominó, a bebericarem cachaça e escarrarem impropérios clorofilados no chão do boteco, beliscando ovos arruinados em conserva, cujo cheiro flatuloso servia de mote para folguedos entre os septuagenários e arrotos desmedidos. Alguns em contemplações do galope e das cristas das nuvens empunhadas por brisas vespertinas, das primeiras estrelas, aturdidos pelas cataratas implacáveis e pelos tremores senis, desdentados e a fumar rolos de fumo em cigarros de palha meticulosamente enrolados entre os dedos de pontas ictéricas de nicotina. Casais andavam abraçados e sentavam-se complacentes nos bancos de granito da praça, sob os quais se refugiavam os cães itinerantes, "olhe lá se não é o dourado a erguer a pata nas pernas do padre"; o aroma melífluo das madressilvas vaporizado no hálito dos amantes em contorcionismos de línguas e troca de salivas, a mão dele infiltrando-se por debaixo da saia dela, comprada no verão passado, reformada na costureira por ninharia e a parecer nova e inédita agora, ocasião especial em que a esperança dela solicitava o pedido de casamento; os dedos dele a dedilhar prudências ansiosas, a avaliar a resistência da operação em aproximações sucessivas e a deterem-se no calor inesperado e sensual logo acima das coxas, "assim não, alguém pode ver; ninguém está olhando; ai, assim não; só um pouquinho; não, só depois; depois do quê?; você não vai pedir?; estou pedindo: só um pouquinho", e a mão nervosa, umedecida pela ansiedade, e a frustração dela a puxar a mão desventurada dele, e ele a resistir-lhe, e ela a puxá-lo com brusquidão, "o que é isso, benzinho? Assim não", ciciando sob a luz baça de postes encimados por bolhas leitosas de plástico e sobrevoadas por mariposas tontas; navegando sobre as ondas do rádio, a voz retumbante do noticioso das dezoito horas a entornar charlas nos ouvidos a respeito do pastor que anunciara o fim do mundo, sobre os cataclismos renitentes e trágicos da natureza, sobre novas pesquisas acerca das propriedades farmacológicas de um extrato derivado de partes de uma arvoreta comum na região, sobre a cotação da arroba do porco; os malefícios incertos, a depender de novas pesquisas, a depender de fundos, a depender do interesse do capital, a respeito dos derivados alimentícios do porco; da semelhança genética entre porcos e humanos e do fratricídio inconsequente e lamentável dos comedores de cadáver imposto a essas criaturas tão dóceis e, seguramente, mais inteligentes do que um cão; das questões meteorológicas; da política e das reinações do prefeito, sitiado no centro da cidade em ostentação farisaica; dos escândalos envolvendo rapazinhos imberbes em orgias camufladas de benemerência; lá fora, as crianças empenhadas em brincadeiras a correr pelas ruas, os carros e bicicletas a desviarem-se, os carros a soltarem impaciências sonoras. Em casa, à hora da refeição, o menino a reclamar mais disso e menos daquilo no prato, e a não gostar de quase nada, "coma isso que é para o seu bem; não gosto disso, nem disso, nem disso; coma para poder crescer e ficar forte como o pai; o pai é gordo; cuidado com a língua, menino, estafermo sem educação, o pai a trazer o sustento da casa, a suar no trabalho feito um cavalo, bolhas estourando nas mãos rudes e a coluna a palpitar incômodos futuros, onde se viu isso?; Não quero; coma, se não; não quero; já falei, coma essa merda ou; vá tomar no cu, mãe; o que é isso? Volte aqui! Viu a bela criação que você deu ao seu filho?; Cale a boca, gordo nojento", e depois todos a rirem-se diante da tevê a cacarejar graças de comediantes decadentes, a comerem ração de pipocas em tigelas que mais lembravam cochos de boi gordo, e a mãe a fomentar massagens com mastruço em álcool no lombo do marido, e o marido a divagar no contato da mão escorregadia sobre o dorso fantasias sensualíssimas, que estas nunca sentem dor, a chafurdar no sexo da mulher do chefe; a loja de departamentos a cerrar as portas de metal, bruscamente rangentes, e a contabilizar feliz o endividamento de quase toda população do lugar, a trabalhar para garantia do pagamento, sem juros, das prestações do sofá de chenile novo, das roupas da moda e, por isso, desnecessárias, da televisão em cores e de bugigangas sonoras portáteis, dos presentes do natal passado e de tudo o mais que haveria de ser comemorado ao longo dos meses. A lua com cicatrizes de alguma varíola planetária na face sonolenta e pálida a despejar luz sobre a paz da madrugada, contemplada por cães apaixonados a espremerem-se em uivos desafinados.

Entre as cinzas e a matéria carbonizada, os despojos de corpos incinerados e tornados pó a misturarem-se nas suspensões miasmáticas que obscureciam perpetuamente a linha do horizonte, onde se assentavam morros achatados;

esqueletos e carcaças metálicos, troncos retorcidos tremulavam sob o efeito da luz esquiva do dia. E entre os materiais queimados, ou simplesmente soterrados pela terra a acumular-se perseverantemente, trazida pelas brisas quentes do dia ou pelos ventos mais atrevidos da noite, alguns objetos refulgiam e atraíam a atenção dos passantes. Então, agachavam-se com dificuldade sob o peso da carga às costas, constituída de poucas roupas, vasilhames, amuletos, restos de alimentos e outras quinquilharias, reviravam os montes de lixo e, por sorte, às vezes encontravam um talher de prata esquecido pelas águas ou por saqueadores de antanho, e punham-se a festejar discretamente o achado, antevendo as venturas da sorte que, talvez e finalmente, retornava materializada naquele mimo do destino; outras vezes, e não foram poucas, achavam-se dentes de ouro ainda incrustados em dentaduras de crânios de alguma nobreza extinta e deixados a perecer em abandono. Arrancados, eram guardados por hábito displicente em bolsos rotos até que se perdessem no caminho. Vasculhados os entulhos, erguiam-se apoiando o braço em cajados brilhosos pelo suor gorduroso e pelo uso e seguiam o caminho, acompanhados pela observação desapaixonada dos outros, cansados demais até para lamentar a própria falta de sorte. O desejo primal de todos era pela água, nunca suficiente, a partir das raríssimas chuvas que ocorriam com a esporadicidade de um fenômeno, tal como a passagem de algum cometa milenar, segundo afirmavam os mais velhos, sobreviventes de eras em que cometas dispunham-se a se fazer notar. Muitos eram tomados previsivelmente por alucinações bizarras e vislumbravam imagens necessariamente grandiosas para serem falsas; ou, justamente por isso, pareciam delirantes e estampavam nas faces uma mistura de partes iguais de esperança renascida de chofre e alegria infantil indócil, e saíam em disparada correria até que, depois de uns poucos metros à frente, tombavam exauridos, a convulsionar e a revirar os olhos pela insolação e esforço extremo. A maioria era deixada sufocar no próprio vômito ou a definhar em cozimento lento, tormento apenas atenuado pela inconsciência, as bocas abertas de lábios trincados, olhos afundados nas órbitas e subtraídos de qualquer brilho; rapidamente as formigas acorriam e principiavam a arrancar pedaços da pele, a vazar o pouco líquido dos grãos oculares e a intrometerem-se nas cavidades do moribundo que, sem forças e julgando-se saciado da sede sob o frescor de uma sombra paradisíaca, repousava a cabeça no colo do Pai e tinha o rosto acariciado por um amor tão leve e tão presente que confundia-se com as lambidas do vento aprazível e sedutor da morte, sem saber da agonia verdadeira, os braços em espanares involuntários, as tosses secas e as formigas a perfurarem-lhe a traqueia e a rasgarem os tímpanos, as convulsões a contorcerem-lhes o corpo sangrante por miríades de garras exasperadas pelo instinto e pela fome ubíqua; os demais a virarem o rosto e seguirem adiante; algum conhecido ou pretensamente familiar esconjurava-se e seguia a arrastar os pés e, em poucas horas, o corpo retalhado e a pulsar num único organismo composto por centenas de milhares de formigas, sequer permanecia impresso nas retinas. De longe, pousados em troncos mumificados, os urubus agitavam-se à espera das sobras mais coladas aos ossos, ou da diminuição do exército de formigas, e aproximavam-se cautelosos em tentativas de furtar o que fosse possível. Assim, a despeito da selvageria reinante, mas contida pela indolência e pela fraqueza dos ânimos, mantínhamos as mesmas disposições e a costumeira atração distraída pela vaidade pessoal, pelo *status* alcançado a partir de um movimento fortuito do acaso; um passo a mais ou a menos, um minuto em contemplação de uma cena qualquer, uma corrida atrás de uma cobra, qualquer coisa, e descompassaríamos do exato momento de descobrir o brilho de nossa perdição ou acalento soterrados sob os mais variados escombros. Consequentemente e por muito pouco, não um de nós a ser dilacerado e comido vivo pelas formigas carnívoras; por um momento, não ser um de nós a inchar moelas de urubus; a existência inteira refém de um único momento antecedido por incontáveis outras distrações. Porém, haverá de chegar o dia do esgotamento dos desvios, do que quer que chame a atenção, do acaso e de forças incompreensíveis à nossa lógica de causa e efeito, e será o tempo do momento, o nosso singular momento de encontro com a morte. O dia.

O pai, carregando-me com dificuldade, acabava por distanciar-se dos demais e, nas proximidades de uma vila, por consequência desse retardamento, ficava com as construções mais insalubres e de qualidade abaixo da média, o que significaria dizer em estado lastimável; e eu, enquanto balanço o corpo ao sabor dos movimentos do pai, velo o mundo de um nível discretamente mais acima dos demais, e posso afirmar que, daqui, o mundo não parece nada diferente do que se olhá-lo com os pés no chão; na mochila de linhagem trago a caixa com alguns pertences e meia resma de folhas amarelecidas e gordurosas, onde rabisco o que deveria ser um diário desde minha alfabetização e, devido às agruras diárias, acabou por tornar-se um apanhado disperso de situações extemporâneas e lembradas na base de estímulos inaparentes e temas livres, sem propósito de significarem algo; ou seja, quando há disponibilidade de tempo e lugar, assinalo algumas passagens do caminho.

Em noites incontinentes de sono, reparo no silêncio do mundo; não há *pássaros noturnos e nem grilos, e tampouco lobos a uivarem; apenas o ronco áspero e aflitivo em meio à mastigação de pesadelos desconexos do pai; o pai, em raras ocasiões, a contar-me de sonhos recorrentes em que vigia a mãe numa poça de sangue, e a terra aos poucos vai absorvendo a mãe, enquanto ele dá por si, a mão da mãe inalcançável, deslizando para as profundezas escuras da noite, confundida com a terra a absorver as almas; e, se não somos enterrados na terra, a noite a nos perseguir; e o sangue da mãe a correr de fontes mínimas de entre as pernas, e, nesse caso, a dor da mãe e a morte saída de entre as pernas e, de entre as pernas, eu nascida em meio ao sangue e, entre as pernas, a paga do pai à mulher à espera de amor por todos esses anos de dedicação insana ao pai, e o pai jamais a lhe acariciar os cabelos implantados baixo nas frontes, jamais a lhe alcançar a mão, nem a puxá-la num abraço espontâneo, jamais a lhe dizer mais do que grunhidos entre dentes, amassando raivas tão duras que os dentes a trincarem--se; jamais a lhe sussurrar confissões apaixonadas no ouvido e encher-lhe as orelhas com o doce néctar da paixão; jamais um movimento de amparo quando do pé falseado sobre as pedras e ossos do caminho; jamais um olhar demorado a vasculhar qualidades escondidas silenciosamente pela idade; jamais um olhar tão demorado que não se detivesse apenas no imediato, no defeito mais superficial e assim a referir-se e a ensinar-me sobre a mulher, cujas pernas e pescoço, a qualquer momento, partir-se-iam como gravetos, e a saltitar de asas abertas em volta do filho demente, e o pai a dizer-me da incontinência do filho dela, em comparações infames de duas aberrações, eu, a feia e polvilhada de pústulas de acne, os joelhos gastos pelo reumatismo, e o rapaz de fraldas empanturradas de merda e sempre perseguido pelas moscas; jamais o pai a rir-se sem ódio das iniquidades inocentes da vida e dos percalços engraçados nos outros que fazem o alívio de nossa desgraça; jamais dividira a sinuosidade de vogais arranjadas em palavras suaves, e sempre a cuspir consoantes quebradiças e pontiagudas, que ao chegarem nos tímpanos, a dor aguda a vibrar e repercutir no desespero do coração; jamais a fazer amor sem parecer um animal, cuja condição de sobrevivência dependesse disso mais do que da cessão pelo ato; jamais um agradecimento de qualquer natureza que não fosse por interesse; jamais um sonho consciente impulsionado pelo desejo de vê-la e de reanimar a lembrança de seu sorriso lavado com água suja e pasta de carvão; suas axilas por depilar; porém, recendendo a restos de sabão de coco, seu cabelo ajeitado dentro dos princípios de bom gosto permitidos pela miséria; jamais o pai a lhe presentear com um sorriso sorrateiro; jamais a preocupar-se em se fazer menos asqueroso no fedor de dias de caminhada, calças com nódoas amarelas de mijo, e cabelo a escorrer banha liquefeita, os cravos da barba a perfurarem-lhe a cara e a arranhar até mesmo a quietude das rochas; jamais o pai a tornar palavras os sentimentos de qualquer natureza, com o fim de tornar-se mais humano; jamais o pai a vê-la senão como alguém cuja morte antecedia a queda sobre o chão quente, onde as formigas esperam; jamais o pai a saudá-la depois de semanas distanciados em caminhadas sem rumo e finalidade, à espera do norte promissor; jamais uma hesitação das pálpebras a denunciar um afeto híbrido pelo rapaz incontinente; jamais o pai / a mulher deitada a intuir como eu o olhar onipresente do pai na varredura das impressões reveladas pelos meus movimentos e, quando girei o corpo, afastando-o da parede escalavrada com símbolos retangulares em formas de arabescos emoldurando o sol coroado por cinco chamas triangulares, os músculos em agitações de ansiedade e medo.*

A criança sorvia entretida o leite destilado das mamas; além do leite uma espécie de constituinte do meu ser escoando-se pelo líquido branco engolido com violência pela menina. Sobre ela uma aura, uma intuição, o presságio de dores por vir. Muitas pessoas a trazer a sina do sofrimento estampada nos gestos, gestos a encobrir reticências, as reticências um universo de coisas por haver, por completarem-se, por serem ditas; e todos nós reticências, alguns parênteses, mas sempre como possibilidade do que não foi manifesto – a própria existência um parêntese fugaz entre o que não era e o que não será mais.

"Por favor, acalme-se que não é para tanto...", você disse. "E o que espera que eu faça com toda essa dor?" O pai jamais a ouvir-lhe das impressões sobre o que leva as pessoas a persistirem no mesmo caminho, aos tropeços, sobre os ossos do passado, sobre pedras de dentes afiados, sobre acúmulos de poeira a esconder brilhos suspeitos do trismo da morte ou de metais inúteis até mesmo à mais encarniçada das vaidades; jamais a deixar dizer do que o mundo lhe ofereceu em descobertas inéditas, inauditas, como na forma de uma nuvem a revelar-lhe o cocuruto de um homem, ou as formas ondulantes e angelicais de um bebê, ou o focinho de um cão, sem nem mesmo saber que a tinha-se às práticas suspeitas da nefelomancia sob o olhar arregalado pela curiosidade da menina a esquadrinhar e a remexer ideias na disposição das nuvens; na brisa a sacudir arbustos dançarinos de rígidos rodopios; na revolta dos cones de pó erguidos do chão em fúrias de tempestade; na minúcia de uma fotografia fantasmática de almanaque; no relato aparentemente ficcional que algum jornalista escrevera na gazeta:

No outono de 2051, um grupo de aproximadamente cinquenta pessoas foi avistado em vocações caricaturais de andarilhos, enfileirados, cobertos de andrajos, vergados pelo cansaço, pela desidratação e pela fome, em marcha uníssona em direção aos limites setentrionais do distrito. Havia pessoas premidas pela obviedade do desconforto crônico, debilitadas, seminuas, trazendo às costas ou a tiracolo bolsas de pano encardido ou confeccionadas com costuras rudimentares da pele calosa de répteis, além de alguns pertences presos à cintura em improvisos de cintos de cordas puídas; muitas, os pés descalços, e outras tantas com feridas arredondadas em relevo crostoso, perturbador ao olhar, sobre a cabeça e o pescoço, principalmente. A maior parte dos homens, a barba rasgando a pele em pontos escuros e duros como pregos, os cabelos desalinhados e imundos; as mulheres, macérrimas, cabelos um pouco mais arranjados em arrumações bizarras, com mechas presas pelo que pareciam ser ossinhos ou gravetos. Nenhuma criança entre a turba em lentidões de animal ferido, movendo-se como um organismo único a dirigir-se para o norte. Assustados, contatamos com as autoridades distritais e rapidamente mobilizamos uma comissão empenhada em acolher os caminhantes e oferecer-lhes préstimos de caráter solidário e imediato e, naturalmente, podermos entender o sentido daquela visão bárbara, parcialmente registrada aqui a partir da pouca informação que obtivemos diretamente dos caminhantes, e muito a partir do que testemunhamos por estarmos *in locò* na cobertura da tempestade do século, assim chamada em virtude das estimativas meteorológicas e matemáticas a preverem tufões e um volume de chuva jamais visto antes, a aproximar-se rapidamente, além de podermos registrar os esforços ineficazes, até o presente momento, do governo em deslocar as populações sitiadas em locais ermos para o centro da cidade.

Uma narrativa que se poderia aplicar à nossa condição. Ignorante dos primeiros movimentos inusitados e titubeantes da filha e alheio à memória de suas primeiras palavras, do sorriso cariado da menina, do crescimento da criança, a qual servia de seu próprio sumo essencial através do leite ralo; jamais lhe aproximou a cabeça em cedências de afeto, oprimido em demasia pela soberba de macho invulnerável; jamais serviu de repositório das confissões da mulher quando notou a menina a vomitar depois de chupar o pau de um tipo em troca de gotas de substância etérea, embriagante e detentora de vida para os cães dessa terra, constantemente tomados de larvas a destroçarem-lhes o espírito; jamais atentou para os olhos da mulher, suplicantes por contato e calor depois do sexo; jamais quis ouvir dela sobre as descobertas da filha em vislumbres de santa, prostrada a orar para a estrela da manhã com tamanho afinco que era possível delinear uma aura luminosa ao redor da cabeça, desprendendo-se com o vapor da noite em direção ao céu, à medida que o sol rolava sobre as montanhas calvas; jamais soube do amor que ela sentia pelo cão ferido, e das vezes em que o tomava nos braços à cata de pulgas e percevejos e carrapatos e, tampouco, quando disse "são bolas de natal cheias de sangue" diante da menina a lhe indagar daqueles adereços a balançarem-se no ritmo da marcha dos cães, e lhe apontou com um dedo uma fotografia de árvore de natal estampada no almanaque e, com o outro dedo, apontou um arbusto cônico de folhagem de plástico, postado ao lado da caixa de flandres, com bolas empoeiradas no seu interior, vermelhas, à guisa de vísceras expostas, a maior parte tornada cacos prateados; jamais percebeu o seu fingimento de mulher pacienciosa diante das ejaculações precoces e a ternura com que lhe reservava intenções bondosas pelo embaraço da soberba ameaçada do pai; jamais agradeceu por sua existência não aniquilá-lo, mantido vivo o amor que era capaz de sentir por ambos, solapado pelo desprezo com que a filha o avaliava e alimentava-se, sempre a desconfiar do caráter empedernido do pai como expressão da incapacidade congênita de amar e, talvez, fosse a mesma incapacidade inata dos lunáticos, contida a duras penas pelo senso de responsabilidade, por um senso de responsabilidade que não dava conta de preencher os precipícios afetivos em que arremessara a filha, no fundo dos quais a terra mimetizava a noite e ambas, terra e noite, tornavam a morte palpável, concreta e sempre presente.

Então, você sob essa pérgula, relutante nas imerecidas surpresas do destino a oporem-se ao que você presumia conhecer da vida; a aspirar alegrias vindouras, enlaçada nos braços fortes e capazes de mobilizar montanhas, como você os via, tendo o hálito subindo das profundezas mornas do coração a atingir-lhe a face e a evocar notas rosáceas com nuances mentoladas de frescor, como você achava que era, e a intensidade com que ele pousava o olhar arredio sobre seus olhos, duas superfícies límpidas, seus olhos e os dele, entrechocando-se em halos de furtiva e incontida felicidade, o prelúdio da imersão de um corpo no outro e a mescla de sintonias e cores na mistura homogênea da paixão, como você sentia. Bem que o mundo poderia curvar-se a esse amor e deixar de orbitar o sol em detrimento da luminescência do amor de vocês, coagulando o tempo nessa comunhão de profunda entrega, exatamente como você desejava. Todos os poros a dilatarem-se e a expelirem eflúvios íntimos, unindo fios a córregos e estes a rios de embriaguez voluptuosa a juntarem-se, por sua vez, em torrentes de prazer antecipado a encharcar-lhes os escaninhos mais íntimos. Você a extravasar-se em seivas pegajosas, atiçadoras de arrepios a correrem sobre a pele ao sabor das vagas do instinto, mal contendo o desejo de ser possuída e submergir na imensidão de lugares onde rios de leite morno jorrariam e mel viscoso e sedutor brotaria de fendas insondáveis e aguardariam os amantes, confundidos um no outro, num abraço terno e erótico, que era o que você queria. Mas, que sintaxe amorosa dispensa o "mas"? As estações sucederam-se confusas, os frêmitos da paixão foram abafados irremediavelmente pela rotina de dias de carinhos amornados, incitados pela prescrição da vida comum, e as surpresas que antes mantinham a promessa do novo, do que haveria de ser explorado em dedicação e atenção, arrefeceram os corações e condenaram-nos à preocupação comezinha dos condicionantes do tempo. "Se houver tempo, amanhã dá-se um jeito nisso". As estações a passarem e a confundirem-se e a tornarem-se uma só em ilusões de diferença, e a única diferença nas estações da vida e da morte, as únicas a sucederem-se incansavelmente. Ergo os olhos ao céu e, como o pai, adivinho dádivas com a nova chuva que há de vir, e as estações confusas, como é a leitura de presságios. Depois dos corpos fundidos um no outro, o estranhamento paradoxal daquilo que se tornara comum, e não mais pelo que ainda havia por desvelar; e já nada mais a adivinhar ou errar em antecipações lúdicas do que um diria ao outro, das provocações e embustes de briguinhas de mentira; e tudo postiço, como a representar mecanicamente, automaticamente, a mesma encenação e, enfim, o fastio, a desgraça da mesmice. E, mesmo os pecadilhos da convivência já a tornarem-se insuportáveis, o hálito matinal que antes era um detalhe passageiro a remetermo-nos à condição de imperfeitos, a expulsar os dejetos dos sonhos pela boca; o peido escapulido durante o sono, troçado na manhã seguinte às gargalhadas; as estampas multiformes de manchas na face, pontuando a passagem alvissareira dos anos, bem como as linhas rasas das cartografias expressivas faciais; o arroto jocoso, motivo de repreensões teatrais e brincalhonas; a escolha das roupas com critérios estéticos aberrantes, travestindo-os de rebeldia ou irreverência juvenil, predisposta à contestação fácil; os apetites sexuais tão festejados em acrobacias e contorcionismos, pousando bocas sobre ninhos de sexo aconchegante e fluindo prazeres inesperados. Tudo, absolutamente tudo no reverso e, de um instante a outro, o hálito apenas uma fragrância de túmulos; os peidos tão somente o pior efeito de uma incontinência lamentável e de fedor tão definitivamente ruim quanto uma maldição; as nódoas e rugas nada mais do que as marcas na pele da vulnerabilidade precoce deles ao peso do tempo; o arroto somente uma manifestação extemporânea de selvageria infantil e do excesso alimentar; as roupas tornadas andrajos lúgubres de palhaços deprimidos; os prazeres sexuais restritos à solidão sob movimentos frenéticos do vai e vem de mãos e dedos sobre os sexos fissurados a arderem sob a água do banho; a boca unicamente uma arma a disparar dardos de desprezo envoltos em cuspe. Estrangeiros nos universos tão alegremente frequentados um pelo outro, carregavam a carcaça infecta do amor extinguido. Então, no amanhecer de mais um dia escravizado à rotina, a mãe disse "há um lírio brotando em minhas entranhas".

Parte três

Minhas pernas curtas, e eu a tropeçar em ideias capengas como minhas pernas, ainda que minhas ideias não sejam atrofiadas nem percorridas por veias azuladas sinuosas, como minhocas, sob a pele das pernas finas e de pelos eriçados; eu em rodeios trançando as pernas, a julgar inconveniente minhas conclusões a respeito do que havia acontecido entre mim e o velho e, dada a nossa diferença de idade, minhas pernas enrodilhadas em vergonha, o velho mais velho que o pai, talvez, eu sem saber nada do pai, sempre a me espreitar com os olhos em fendas de suspeitas imediatas e engolindo com dificuldade a saliva devido à dor nas costas, incessante; e incessante seus olhos pousados sobre mim, tal como moscas impacientes à procura contínua do que lamber; e eu a intuir preocupações sobre o pai, dilacerada pelas moscas, e a lembrar-me do velho e de suas mãos, descendo sobre meu corpo a explorar esconderijos e a revelar sentidos inéditos até para mim, sempre observadora das minhas falhas e sensível aos movimentos contidos do corpo em fuga das sensações, como as de quando sonhava com o velho em enlaces de amor lascivo sob cortinas de suor oleoso e, ao fundo, apenas os mosquitos em sinfonia, rodopiantes e famintos, ensaiando aproximações recorrentes da pele pegajosa. Entre nós o suor se condensando e nos juntando, duas peças de um quebra-cabeças jamais concluído, uma vez que as peças com vida própria nem sempre encaixam-se. O velho ofegante sobre mim, num esforço há muito apenas pelo prazer do orgulho de poder sobre alguém, sobre uma mulher, a despeito das incertezas sobre mim e sobre ele mesmo; a respeito dos meus olhos azulados puxados aos do pai, e como os dele, sempre carregados de demasiada tristeza por coisas que não controlamos e das quais sequer sabemos o todo. Meu nariz, bem como meu rosto, povoado de pustulazinhas da acne e um sem-número de cravos, tão fáceis de sacar fora da pele em leve espremeduras como as larvas do cão, diante de cacos de espelhos achados entre os entulhos das estradas, em montes de lixo pelas esquinas, dentro das malocas que invadíamos, e nos reflexos metalinos de qualquer lataria inútil a que me dava o trabalho de lustrar com esmeros de dona de casa para, em seguida, a fuligem empoá-los, e à minha imagem, com cinzas eternas. Eu a me observar, desprendendo esforços minuciosos de detetive a estudar meu rosto, onde assentava-se a acne; e meu rosto rasgado num riso de dentes imperfeitos, acavalados e sujos, de onde fluía o hálito quente e igualmente denso como a atmosfera a nos envolver em abraços e carícias opressoras; o hálito do mundo, bem como o do velho, a sufocar-me; e onde procurar ar fresco, senão nos sonhos ou nas raras vezes em que Deus se compadecia de nosso sofrimento e permitia a precipitação de uma chuvinha rala, fina, minguada, como agulhas desajeitadas, absorvidas violentamente pela impaciência sedenta da terra. Mesmo à noite, no frio do deserto, o ar como lascas afiadas de gelo e, como disse, no conjunto, meu rosto nem um pouco diferente dos demais que sobreviveram à catástrofe da grande chuva e cunharam marcas de perda e sofrimento na pele em rugas indeléveis e fundas. Muito provavelmente meu desejo de ter traços da minha mãe, uma ruga transversa na fronte como uma linha mal desenhada por mãos enrijecidas pela artrite, sem a maldita acne; e minha mãe, um recorte de memórias remendadas pelas histórias reduzidas a farelos pelo pai, ora uma lembrança, ora a confabulação a preencher lacunas de esquecimento; e o pai a dizer-me em tatos de colagem de gravuras delicada de colegial, sobrepondo um fato sobre o outro com o capricho de artesão no ofício de compor uma peça plausível ou crível. Numa dessas vezes, a danação da chuva; e eram tão grandes os montes de entulhos trazidos e acumulados pelas águas barrentas da represa rompida rio acima e do alto dos morros, misturando imundície e porcos e corpos e toda uma vida de proezas inalcançáveis que julgávamos ou adivinhávamos durante a existência, previstas em conversas inconsequentes e sonhos fúteis. Diante da morte, apenas nos resignávamos em nossa ignorância, sem saber de onde o pai tirava essas conjecturas e a dizia-me que já havia no ar daquela tarde a anunciação de tragédias prometidas ou antevistas pelos mais velhos. Ninguém a importar-se com o mastigar resignado e repetitivo das bocas murchas e do coçar de queixos em apreciações sobre o galopar das nuvens, como que se empurrando umas às outras, atabalhoadas elas mesmas a fugir do inaudito. O céu como nunca se viu, tomado de nuvens obesas em fricções de trovão, e o aguaceiro a despejar--se sobre o balançar de cabeça dos velhos em aquiescências reflexivas, que pelo menos nisso não poderiam estar enganados, e todos a correr em espavorido defender-se das chuvas e a gesticular rogos a Deus e aos santos de última hora. Desde o tamborilar inicial até o rufar derradeiro das gotas unidas em uníssono com o rugido quase gritado e há muito repreendido das águas da represa, a terra inundada, e muitos daqueles que conhecíamos ou tínhamos ouvido falar, afogados ou desmembrados; e mortas também suas proezas adivinhadas a que julgávamos inalcançáveis pelo cotidiano. A mãe e o pai privilegiados por estarem sentados à mesa, dentro da casa fincada no altiplano, longe do curso das águas, as mãos apoiando a cabeça do homem em continuidade aos cotovelos plantados na mesa de madeira polida e levemente besuntada pelo suor e pelo uso. A mulher entredentes, sentada no lado oposto, a contrair-se perpassada pelas dores do parto iminente, e deitando-se a seguir com dificuldade no que parecia ser um catre em que poderiam se dispor perfeitamente acomodados, sobre um colchão de palha envolto em tecido listrado de azul, duas pessoas em enleios amorosos. Os tabiques vibrando com a valentia ensandecida do vento. Entre as frestas da casa, o silvo da tempestade a suspirar desgraças, e a mãe deitada, o braço esticado e a mão suspensa no ar como uma ave dedilhando chamados ao homem; a mulher pôde surpreender a umidade escorregadia dos olhos dele, sempre lacrimosos e sempre prestes a transbordar aflições. Erguido sobre pernas fortes, o homem estendeu a sua mão e ambas mãos se tocaram e aconchegaram num abraço de dedos por um tempo infinitamente pequeno ao desejo de permanência. Então "sua mãe a gritar", disse o pai, e pousou a outra mão na testa da mulher e sentiu os dedos hesitarem na frieza do suor e, mesmo assim, entre confuso e amedrontado, acariciou-lhe ternamente a face antes de levantar-se e apanhar lenha para alimentar o fogão, dentro do qual chamas de tênue bailado elevavam-se. O pai, sem perceber, nem mesmo a mãe a perceber o fiozinho brilhante de sangue a escorrer de dentro dela, insidioso, traiçoeiro. A mãe em ganas de arrancar-se os cabelos e nada do homem retornar, perdido que estava na contemplação dos segredos do céu partido. Já a chuva a precipitar-se e já o lamaceiro a formar-se e, nessas horas, o tempo inexiste e apenas o lugar se apresenta às nossas considerações, tal como aconteceu com o pai, abstraído do tempo, esquecido da mulher em luta contra a dor, já agora suarenta e esvaindo-se no fiozinho de sangue sem que o pai desse pelas dores, imerso que estava com a coluna em crepitações tênues, e a chuva a bailar indiferente sobre o vento a encrespar árvores e a impulsionar a desgraça que se abatia sobre nós. O pai em temores de tornar-se barro e retroceder à criação, pela primeira vez, ouve os ganidos do cão sobreporem-se aos gemidos cada vez mais fracos e longínquos da mulher, e sai do torpor da lama reclamando o que é sua e retorna a casa; e não mais os gritos da mulher, apenas eu em agitações reflexas, chapinhando na vida escorregadia e úmida da mãe, a boca banguela e o nariz a sufocar-se em ânsias pelo ar lavado e fresco de depois da chuva, e o pai teso, revolvendo no coração ponderações inesperadas e o marulho das lágrimas prestes a transbordar. Depois, mais um retalho de memória, boiando no fundo da cabeça, justamente o do cão salvo da correnteza pelo pai e trazido até o conforto de um caixote de batatas forrado por folhas amareladas de jornais e almanaques antiquados, muitas delas com as letras desprendidas das páginas, amarfanhadas e acumuladas em montinhos de cupins sobre as madeiras da caixa, e ainda o cheiro de batatas apodrecidas pelo esquecimento, e o cão pondo-se a mastigar o naco de carne atirado pelo pai, em lanços de olhadelas arregaladas, o branco do olho com nódoas marrons e o trajeto serpentiginoso de minúsculas veias marginais, agradecido pela vida salva e pela carne a lhe preencher os dentes e boiar no estômago repleto de águas engolidas na arrojada vontade de viver e, tempos depois, o cão a testemunhar o velho ofego sobre mim, quase a desfazer-se em flertes espasmódicos, e o cão a nos observar silencioso, apenas o movimento de abrir e fechar muito sutilmente manifesto das narinas secas. Desde que o pai o salvou, carregando-o feito um marsupial encolhido a tremer-se todo pra lá e pra cá, oprimido pela ausência da mulher defunta, desde então, ambos a medirem-se em olhares longos, como a jogar o jogo do sério, e o cão sempre vitorioso sobre o pai, e este a ralhar ofensas e a atirar certa vez uma moringa prenhe de água salobra contra uma parede, cuja pintura vermelha antiquada lembrava sangue ressecado, e arrepender-se depois pelo desperdício de água potável, agora que a seca sucedera a chuva e vagávamos em direção ao norte, onde se dizia haver abundância de água e verdejantes paisagens, e os cacos da moringa esboroando-se em migalhas, pisados pelos andarilhos, e tendo o cão a farejá-los e a lamber-lhes as poucas gotas de água acomodada em poças pequeninas e em orifícios contraídos pelo ressecamento do sol, e o cão, sem distinção de cores, guiado apenas pelo cheiro de nossos suores, deparado ante meu olhar enevoado meio que entorpecido pelo velho em contrações sobre mim, enquanto o visco do contato de nossos corpos acumulava-se em fios elásticos de eletricidade e, quando nesse dia, o pai inquiriu o cão no jogo do sério, a única vez em que o cão entregou-se, vencido; naquele momento, o pai já sabia e, por certo, perguntou-se se teria valido a pena esfarelar a coluna feito giz por me carregar sobre as costas quando eu tardava a caminhar ou por prevalecer-me da culpa do pai a arrostar o corpo contra a gravidade em bufas e gemidos e percorrer quilômetros cada dia à procura de qualquer coisa que pudéssemos engolir, assim como foi quando arrastou o esquife da mulher, cuspindo gemidos de dor e cansaço à procura de uma cova e, tendo-a ele próprio cavado, enterrou a mãe sem que eu pudesse sentir que um dia tive uma mãe por quem pudesse chorar a morte.

Feita a contagem dos sobreviventes em meio ao manto negro de luto que transtornava o humor de uns quantos, deixando-os taciturnos, inapetentes, desesperançados e inclinados ao suicídio (de fato houve autoflagelos e tentativas de dar um fim em si mesmo, desde formas corriqueiras e pouco inventivas, com a ajuda do arsênico guardado em potes de lata para fins pesticidas, e decorria disso que alguns se esvaiam em diarreias medonhas, rutilantes de sangue, ou contorciam-se em convulsões dramáticas sob o olhar aterrorizado da mãezinha ou do paizinho, ou eles mesmos mortos, com linhas brancas tingindo as unhas e a perderem cabelos em maços, livres, os cabelos, a perambular sobre a corcova de ventos cada vez mais raros, e mais tarde cozinharem no relento. Até outros que dispunham de métodos de eficácia mais sólida e pendiam-se a balançar enforcados nos galhos de árvores esqueléticas, vigiados pela atenção obsessiva de urubus. Ou mesmo e, excepcionalmente, inovando formas de morrer ao atirar-se nos vãos de uns poucos morros íngremes, engolidos por rachas escuras indiferentes aos gritos das fraturas que esmigalhavam os ossos dos mais infelizes. Sempre havia quem pranteasse desconsoladamente a fraqueza dos assassinos de si mesmos e lhes perdoasse a desincumbência da vida) entre os sobreviventes da enchente e da miséria que emergiu depois de as águas baixarem, somávamos umas vinte famílias em comunhão trágica, amalgamadas na ideia de pôr-se a caminhar na busca de sobreviver e deixar para trás os entes queridos, amigos, companheiros e conhecidos sob a terra judiada. Assim empreendemos uma jornada de caminhantes erráticos, trôpegos de dor, mesmerizados pela esperança de continuar; um mês decorrido das chuvas e o esquecimento ainda um germezinho em brotação lenta no coração, iniciamos nossa vida de nômades, o pai a carregar-me às costas em arranjos de cueiro desde nenê, e a mulher de pernas de saracura do mato, como a da foto esmaecida, estampada num livro desgrenhado achado ao acaso na inspeção de uma casa no décimo vilarejo que visitamos em oito anos de caminhada, a uma velocidade de quatro quilômetros por hora, seis a sete horas ao dia, isso quando não encontrávamos uma cidadezinha fantasma e cada qual se ajeitava onde melhor lhe aprouvesse, antes mesmo de empenhar-se em busca de água ou enlatados. E sempre o mesmo cenário de devastação, cruamente retorcido e tremular quando a vista se fixava nas linhas em recortes ásperos contra o céu irritantemente azul, e todo o acúmulo de restos e lixo e vez ou outra os dentes em sorrisos fúnebres ao sol de uma caveira desmembrada do corpo e, logo adiante, outro osso calcinado, e a vastidão de lixo plastificado na forma de esculturas surreais, ninhos de ratazanas emaciadas à procura elas também de certo conforto, enredadas nas armadilhas que eram armadas por nós ao entardecer e, depois de mortas, salgadas e postas a secar sob a indiferença balofa do sol. A cabeça, uma moenda a triturar grãos de indagação, e alguns grãos mais resistentes a desprenderem-se em palavras caídas ao chão e a morderem as carnes desidratadas, assim que as repisássemos, como as pedras a lançarem dentadas nos pés ao percorrermos estradas infinitas. Meu Deus, por que tanta desolação? E o pai, apenas palavras arrevesadas à procura de explicações nos domínios obscuros de sua imaginação. Eu disse: "Me conte da mãe"; e o pai: "Já lhe contei! Depois de morta sua mãe, enterrada nos fundos do quintal e já ao amanhecer do outro dia, os velhos sobreviventes coçaram os queixos barbudos e lançaram olhares a pressuporem em comentários interiores de si para si novos infortúnios no céu claro, onde boiava o sol, e até mesmo as aves a voarem setas móveis alinhadas em direção ao norte, e nós a segui-las, as faces cobertas de dores não dissipadas e sempre renovadas por fiozinhos de água vertendo dos olhos, e nos nossos olhos o reflexo do olho incendiário e caolho do céu"; Eu falei: "A mulher de pernas compridas e finas também", e o pai disse dos seios repletos a amamentarem duas crianças, eu e o filho da mulher, cuja cabeça equilibrava-se precariamente sobre o pescoço, e as melenas duras de espantalho, e o riso acre, e a cagar-se por qualquer coisa, e a mulher sem deixar de amá-lo; "Mas, por que razão?", eu perguntei. O pai respondeu: "porque é assim com as mães, elas tendem a ver um quê de puro, não contaminado pelo mundo nos filhos, e os pais também", arrematou o pai, sem jeito, um leve franzir involuntário de lábios. Também nele o olho ardente do céu a afogar-se nas águas calmas dos olhos lacrimosos em um reflexo pontiagudo intenso, e eu indaguei: "Por quanto mais vamos caminhar?". O pai falou, cheio de ambiguidades, "Até morrer". Essa palavra, uma presença constante entre nós. Como não imaginar o pai a arrastar a padiola sobre a qual a mãe deitada, a empapar-se pela chuva impiedosa? O peito do pai em estertores de agonia, tendo de desincumbir-se da morte da mulher parturiente, desconsolado por Deus ter quebrado a moratória da dívida impagável de estarmos vivos, a despeito de tantas invocações e esforços e promessas e juros pagos pelas incontáveis dores de que padecemos; como não imaginar a humilhação diante da mulher de traços oblongos, só não maior do que a da aceitação calada em alimentar-me, visto que o pai esperava fermentar mais uma derrota naquele dia; "Paizinho, não chora, estou aqui". O pai esbravejou: "Cale a boca somente uma vez, não repise nesse assunto". Senti as lembranças a morderem-lhe o coração, e falei: "Nunca foi dado a lamentações". Ele respondeu uma vez mais: "Cale-se". Depois disso tudo, a história do velho a atormentar o pai, o velho a ostentar galas delicadas de curandeiro para comigo, até convencer-me da bondade embalada na récita sedutora, e eu jamais tão querida nem tão notada, uma espécie de perífrase no discurso monótono de minha vida de feia, garimpada pelo velho, e eu de repente "uma gema de rara beleza", disse o velho, e mostrou-me uma pedrazinha de brilhos fugidios. Eu, lapidada como a pedra mais preciosa. "Como não sentir-se única?", comentou o velho, e promessas saturadas de mel cobriram meus ouvidos, e a seiva melosa de nossos corpos a palpitarem em excitações descontroladas. "O que é isso?", pensei, e, enquanto pairava no ar, tendo alcançado um estado de levitação, erguida ao alto pelo panegírico do velho, aos poucos as palavras e a evocação suave de pétalas, de seu sentido mais sublime, foi empalidecendo e desfazendo-se em névoas almiscaradas, as quais meu nariz porcino não alcançava mais e, de volta ao chão, o velho já não estava mais lá, apenas o cão a fixar o olhar monocórdio em mim. Eu nua, confusa por sonhos de ser amada, o pai em pouco tempo a chegar da procura de alimento e água, e minha mão espalmada sobe a barriga; o pai podendo, a qualquer hora. "O que é isso?", pensei, e ainda fios de arame farpado, pegajosos, a reter o olhar monossilábico do cachorro em meus dedos, deslizados até recessos secretos de mim, apoiada num cupinzeiro.

Ouço as passadas exaustas do pai e perco-me num longo suspiro espasmódico, derramando-me em gozo e vergonha, como se ambos pudessem existir simultaneamente sem revogar um ao outro, quando o pai chega. "O que *é isso?*", e o vejo recortado contra a luz, em adornos quadrados, emoldurado pela porta e, confusa, chamo o velho para que me diga o que aconteceu, sem saber quanto tempo mantive-me a flutuar e sem impor resistência ao torpor que me engoliu e digeriu por longas horas de sono sem sonhos. Tempos depois eu soube: o pai ergueu a clava feita de um fêmur esquerdo, encontrado semienterrado ao pé de uma árvore finada pela seca em curvaturas e fraturas de galhos dispostos como membros elevados em saudação ao céu e, atormentado pelo olhar do cão, acusatório ou de fome, deitou-lhe um golpe do porrete na cabeça e o animal, em intuições ancestrais, esquivou-se sem que o golpe traiçoeiro o pegasse em cheio na cabeça, não evitando, contudo, um rasgo de pelos e couro do qual rutilaram cordões de sangue. Tomado de enfado e alheio ao bramido do cão, depôs o osso no chão, sentindo as costas ferirem-se pelo frio penetrante do escrutínio da filha; e nada mais se pôde fazer pelo cão quando o pai o trouxe em seus braços, o ferimento já coberto por moscas, e o semblante de derrota em ambos, um pelo inesperado ataque e o outro por saber que eu me afeiçoara ao cão e ter presunções de traição no olhar do cão, fugindo do olhar inquiridor do pai, e o cão jamais a trair-me, talvez poupando o pai daquilo que vira. Mas também o cão viu, numa das noites geladas de então, o pai aninhar-se ao meu lado, quase sobre mim, na cama, em busca de calor e alívio, a coluna em lixas de areia contra ferro e a repuxar os músculos. O calor operando relaxamentos nas fibras sempre contraídas pela dor e pelo esforço e, em meio ao vapor soporífero de nossos hálitos, julgando-me amada, o pai em frêmitos no peito, algo entre nós, um abraço, e parecia que já dormíamos, e entre nossos corpos avolumando-se insinuações de afeto além do afeto, e eu a derreter-me em satisfação, julgando-me desejada. O pai, em princípio, como que movido por engrenagens areentas, um travamento sutil a cada dente do mecanismo em andamento, encaixando-se no seguinte e, depois, o azeite a lubrificar-lhe os movimentos, gotejado entre os dentes, a engrenagem rolando suave e delicada, plena em sua ordem metálica de cabos, parafusos, fios, roldanas, e o óleo a escorrer entre nós, até que o mecanismo voltasse a roncar hálitos ferruginosos, e eu já não saiba mais distinguir se era meu ronco ou do pai, ambos oxidados pelo salitre do suor condensado em nossas peles sob o frio das noites, mais frio quando sós, e mais uma vez os dois pontos fixos e luminosos do olhar do cão enfiando-se como espinhos nas nossas carnes e atingindo lugares onde não se presumia outra coisa que não a candura de um encontro. O cão, em solene pose de estátua, a julgar-me ou acolher-me, mas "o que é isso?". O pai levantado de um pulo, atordoado, a olhar-me e, novamente, o cão, antes da raiva inundá-lo, e afogar um laivo de compaixão pelo animal de pescoço arcado, sob o peso de uma ferida na cabeça, o pai suspirou e saiu de encontro à fornalha do dia, mais um dia em que a terra virada do avesso nos obrigaria a perambular pela pirosfera em vez de na superfície, mascando grãos de angústias e, dentro em pouco, reunir-se à súcia inebriada em torno das jactações do velho, na mais absoluta falta do que fazer e remoendo-se por igualar-se a esse homem atormentado pela coleção de crânios de crianças, recolhidos pelas cidadezinhas, antes povoadas por pessoas regidas por uma ordem pouco tolerante a imprevistos, até que a enchente, e depois a seca, transtornaram adaptações familiares e pretensões inacabadas, parasitando esperanças e deixando à míngua sonhos de dias melhores. Essas pessoas também a perambular antes de nós, como o velho cozinhando sob o alpendre de zinco, por estarem dispostas depois de nós na geografia, em direção ao norte, posto que muitas pereceram nessa marcha insensata, sobretudo as criancinhas. O pai jamais assimilando tamanha crueldade do velho a tatear sentidos nas pequeninas calotas de osso, deformadas e trazendo-as consigo como amuletos, mas mais adequado se dizer como evocação das lembranças da crueldade em ato de uns e em inércia e omissão de outros, e todos culpados, a detestarem o velho por isso, até o dia em que ele se afundou numa nuvem de pó, erguida em anéis voláteis de poeira ocre. Na narração do ocorrido, o pai a dizer-me do velho sentado num mochinho agastado, o corpo apoiado numa mesinha de três pés, um deles desnivelado com o piso corroído pelas passadas de antigamente e pelo calor, surdo aos murmúrios de misericórdia, e pela ureia de mijos cáusticos, à espera de algo, "ou simplesmente cansado", disse o pai, mas no meu íntimo, lá onde guardo os recortes mais queridos da minha história e sobre os quais reforcei traços de cor e paixão, sabia que era por mim que o velho esperava; "pois não, senhor; o que quer que eu lhe diga, se a falta é a mesma, seja o velho caído sobre uma mesinha manca, seja desfeito por nuvens de pó, a falta é a mesma, senhor", e o pai em pensamentos roídos pelas traças da exaustão, tantas foram as vezes em que ele folhou e refolhou páginas imaginárias de justificativas acerca da oferta de um frasco de água ao velho, cuja turbidez antecipava misteriosos prazeres de saciedade de sede antepassada e regozijo comunal, baseado na oferta de um mimo a outro membro da comunidade de caminhantes. Dezesseis horas depois, o velho juntando-se às almas dos anjinhos de quem guardava os crânios, e o pai corroído por brocas internas a roer-lhe recordações inteiras dessa história mal contada, e a dizer-me em apuros de mentiras reveladas de chofre "cale a boca" e eu a perguntar-me por que tanta inquietação no sobrolho incrédulo do pai. Se ao menos alguma habilidade minha de nefelomante e não teria ignorado o relevo talhado pelo vento sobre as poucas nuvens que sobrevoavam a terra naquela tarde, e teria atentado para as asas enchumaçadas a projetarem-se em voos esmaecidos do que parecia ser a cabeça perfilada do velho, ou bem poderia ser um coração, dependendo do ânimo do vento em insuflar formas românticas ou desagregar biografias em bocados de algodão pouco resiliente e sujo. Naquela tarde, o pai, sorrateiro a visitar a mulher de pernas compridas com o fim último de aliviar-se, como sempre faziam depois de alguns dias instalados, cada qual numa choupana ou casa, não muito distante uma da outra e, quando o torpor da tarde alcançava o zênite, os corpos próximos, a cumprir um roteiro brevíssimo de prólogos lascivos, sem nem mesmo despirem-se, nenhuma palavra a abrandar a ânsia com que ele a penetrava como a um moedor de carne e, no final, depois de arranhar o prazer em fissuras de ressecamento ou inaptidão ou pressa, o pênis moído a desmanchar-se em pasta e a solfejar cada gota de prazer em timbres de opereta sem graça, e depois desfalecer, ainda à procura da música que o encontro prometia e que o elevaria até as franjas do paraíso; a pobre mulher, o corpo franzino de ave e o pescoço sempre assustadiço, em angústias de equilibrista, oferecendo-se à cacofonia sexual do pai, em troca de uma palavra que jamais alcançou seus ouvidos, e depois, como que se repelindo um ao outro, baixavam a saia e fechavam a braguilha, ludibriados pelas promessas do próximo encontro, e poucas vezes dando-se conta do rapaz de cabelos de crina a espreitar-lhes a cópula e a adivinhar significados, quase a deixar-se levar por sentimentos de pertencimento àqueles dois, jugulares túrgidas, respiração entrecortada por sussurros incompreensíveis aos não iniciados nas apreensões prazerosas do amor, corpos chocando-se sobre mesas, de encontro a armários bambos e a paredes a que o tempo e a seca infligiram abandonos e cicatrizes inelegíveis. O rapaz, não fosse a maneira como suas ideias, e mais ainda suas reflexões, desfaziam-se a qualquer estímulo, acabava por perceber-se agachado, a seguir, com olhos de cientista, o trajeto insondável de uma barata a titubear caminhos, e esquecia-se da mãe e daquele homem que, a intervalos pouco precisos de tempo, vinha alimentar-se de arrependimentos. Num desses encontros, a mulher ofertou ao homem uma botija arrolhada, cheia de água, a mais cristalina das águas desde o último chuvisco de fim de tarde há meses, e o pai ainda em lutas desajeitadas com os botões da calça, a fitar aturdido o recipiente, as pernas fraquejando, e a conter arrotos amarrados a hálitos de ovo podre a subirem-lhe do estômago, julgou que a mulher tivesse descoberto uma cacimba, ou que estivesse no exercício de paixões obscuras e ensaiadas em noites de pensamentos tórridos, em trajetos sinuosos pelo corpo, ideia que em verdade não lhe agradava e, enfim, entre suposições e apuros de rogo para que ninguém o visse saindo dali, aceitou de pronto a água e saiu da casa, tendo à sua frente à desolação costumeira.

Perto dali, no lugar em que antes fora uma praça, arqueava-se abatido mortalmente pela intempérie o esqueleto de um coreto, e sobre os restos do palanque, em forma de hexágono, viu o velho a entoar a litania ficcional e repetitiva do fim dos tempos, atraindo a atenção do pai e de dois ou três vagabundos contumazes já postados inertes, braços caídos ao lado do corpo, diante do orador loquaz, a realizar malabarismos com uma pedrinha luzidia entre os dedos nódicos, e o pai sacrificando-se em autopunições a partir da suposição de ter sido visto saindo da casa da mulher e de seu filho de juba revolta, sustentou uma espécie de castigo que aos poucos iria explodir-lhe a cabeça até a última palavra proferida pelo velho e arrematou a autoimolação oferecendo a botija de água límpida e tentadora ao outro em mesuras de fera adestrada e em pompas de agradecimento por tão sábias palavras etc. Fingindo vênias, o velho prosseguiu em direção às ruínas de uma escadaria de granito sardento, amparada por um monte de entulhos coalhados a crepitarem sob o sol. Perto dali, eu a observar-me numa peça de lata e descobrir-me em aspectos não tão feios nem repulsivos, e tudo nessa vida apenas um ponto de vista diferente e o mundo muda, e eu nem tão gorda e, mesmo minhas pernas, apêndices pouco úteis, têm um quê de mistério sedutor, senão o velho a desistir de explorações dedilhadas, e a falta pungente desse toque úmido e quente dos dedos encaroçados pelo reumatismo, a desbravar recantos incertos e a suscitar em mim lampejos da satisfação que vi no olhar da mulher enquanto o pai gemia em corcoveios sobre ela. No meu peito, uma aflição repentina, como que trespassado por uma flecha em velocidade extraordinária, envenenada de intuições dolorosas a espalharem-se dentro de mim e, por fim, hipnotizada pela dor, o vislumbre comovente de que o pai e o velho seriam a mesma pessoa, o mesmo desejo, a mesma dor e o mesmo desprezo. Sacudida por lágrimas nunca antes libertas, corri atrás do homem, tomada de alegre fúria.

Poderia chamá-la de minha filha, visto que, desde seu nascimento, eu a amamentei, dividindo o leite destinado ao meu filho, por súplica mal contida de seu pai, abatido, derrotado pela morte da mulher num parto infausto e que resultou na morte dela. Assim contou o homem, quando veio até minha porta e pediu que eu amamentasse a recém-nascida. Todos nós, sobreviventes, entráramos numa dimensão de sentir os fatos como que anestesiados, numa espécie de torpor brumoso da consciência que, de outro modo, não suportaria a constatação da desgraça que se abatera sobre nossa cidade naquele verão. Tantos foram os mortos e tantas as perdas materiais, que nos restou apenas uma tênue esperança de prosseguir e, nessa consciência obscura, como um autômato, aquiesci alimentar a criancinha. Inicialmente, sujeitados pela dor, vagamos sem rumo e, depois, acorremos para o promissor norte das provisões vastas e inesgotáveis. Durante catorze anos, percorremos milhares de quilômetros, testemunhando a degeneração do caráter de uns, o desfalecimento de outros tantos e o embrutecimento de todos nós, sob a inclemência da pior estiagem de que se teria notícia durante muitos e muitos anos. Aos catorze anos a menina de pernas atrofiadas, no único dia em que me procurou, depois de crescida, disse saber dos encontros do pai e, se aquele velho cabotino soubesse, poderia reunir forças e nos impor o exílio forçado ou algum castigo terrível, ao meu filho e a mim, e que, consternada com a situação, ela faria o que pudesse para resguardar a privacidade de nossas vidas errantes. Como sinal de sua empatia repentina, ofertou-me uma pequena botija de água limpa, tão rara entre as águas que dispúnhamos a beber, para que, por minha vez, presenteasse o pai em sinal de afeto, consoante ao meu desejo de proximidade com o pai e que ela adivinhava nas manifestações involuntárias da linguagem de meu corpo aflito pela impressão que a existência do outro marcava ao longo do tempo em que a nutria de leite, e depois, quando aprendeu as artes da observação paciente das pessoas, nos encontros aparentemente fortuitos com o pai. Que a oferecesse a ele em demonstração afetuosa incontestável, a fim de que o pai alternasse seus interesses e pudesse preocupar-se menos com a filha. Sem alcançar o sentido verdadeiro dessa elaboração, eu aceitei em modos ovinos a oferta.

Algo como uma purgação nos meus olhos, e eu sem saber se vermelhos pelo redemoinho de poeira ou pelas lágrimas de há pouco. O pai, em tremores convulsos, chorava um desespero remotíssimo, agachado, dobrado em si feito uma concha em reverência à própria dor, mãos escondendo o rosto e, entre os dedos, linhas líquidas a escorrer em direção ao chão, e uma ardência de areia nos olhos. Talvez eu a cegar-me, mas ainda assim pude notar nuvens densas, como a puxar o tecido azul do céu de encontro a essa terra desgraçadamente quente, e ventos encorparem-se no horizonte, soprando as partículas de areia, fuligem, cinzas, papéis e lixo até nós. Se pudesse, me aproximaria do pai e lhe estenderia a mão até o ombro, ou reviraria seus cabelos ressecados em afetos de perdão, mas o velho morto era o pai morto e, diante de tanta infâmia contra a vida, era melhor que a cegueira cobrisse meus olhos e eu pudesse guardar o que vi dentro de mim apenas. O pai quase a desidratar-se pelos olhos injetados, ergueu a cabeça e olhou ao redor a mulher e seu filho de cabeleira imunda; ela, próxima de nós, impassível na expressão da face, como se tivesse visto tudo e, no lance seguinte, perdido tudo, vivendo apenas do vácuo do que foi impresso nas lembranças, o filho a agitar-se em xingamentos contra o pai, e eu engolida pela escuridão, os cabelos erguidos em balanços intermitentes do vento a refrescar o rosto e a condensar suores, esperando a chuva chegar e, talvez, se o pai tivesse chorado antes / *pai, nunca foi dado a essas lamúrias* /. O pai ergueu-se com dificuldade, a coluna estalando dores lancinantes, as pernas quase a desconjuntarem-se, pôs-se a caminhar para longe e, nos meus olhos, algo como uma purgação e sal. E então foi a mulher quem estendeu o braço de graveto até meu ombro, eu involuntariamente retraída a recordar-me das carícias do velho, o pai a abraçar-me nas noites gélidas de deserto, e a irradiação do calor de seu corpo a acalentar sonhos em mim – entenda-se, o de ser amada. As garras da mulher subitamente suaves, alisando meu ombro e o calor do seu corpo num crescendo de encontro ao meu, ambas abraçadas, e eu pôr-me-ia a chorar se já não estivesse chorando.

Convença-me de que certas atitudes não são mesmo necessárias para alcançarmos um nível de compreensão mais abrangente sobre os fatos da vida, e eu lhe direi de seu engano e de sua afetação em concluir presunções apressadamente. A menina bem poderia ser minha filha, e não creio que teria sido possível amamentá-la sem um mínimo de amor receptivo / *"o que sente?", disse o homem, e eu respondi "sinto que lhe amo". Ele continuou "não é possível", e eu falei "o amor sempre é possibilidade"; ele comentou, apertando os dentes, "também é condenação" e eu completei num suspiro "palavras"* / e a vi crescer, sendo carregada pelo pai em arranjos apressados de uma padiola, e arrastá-la, depois de crescida, sob véus de poeira / *não quero deitar poeira nos seus olhos; quem fala assim?* / e rastros a desfazerem-se muito lentamente, e dias maçantes de caminhada, a matar a sede com golinhos contados de águas salobras, e a comer bocados de sementes cozidas com o miolo de cactos, ou a carne seca e amarga de lagartos verrugosos, ou restos de conservas há muito vencidas, em meio a outros andarilhos, ora encontrando dissidentes de grupos refugiados, ora topando com quatro ou cinco maltrapilhos com apetites selvagens por tumultos inúteis. A coluna a render-lhe uma irritação crônica a deprimir o humor e a impacientá-lo nas minúcias cotidianas / *veja lá o cão atrás daquele lagarto, apenas o coto da cauda enxameado de moscas, a língua em vaivém obsceno; o cão atento* /, enquanto eu nas lidas vicariantes de puerícias e outras meiguices para com a criança. Depois, vendo-a se distanciar, e jamais uma palavra de afeto. Eu verdadeiramente mãe, sem dar pelo desprezo, amando-a ainda como é o costume das mães amar em qualquer circunstância; o homem, um pêndulo entre o ressentimento e o desejo em busca de compensar-me em encontros inopinados, uma vez que alojados em casa demolidas, debaixo de alpendres de telhas esboroadas por cáries liquenificadas, no meio de lixo de materiais plásticos torcidos, tornados carvão, onde pudesse enfim apoiar o corpo ou estender um farrapo de pano, depois de escorraçar a tapas escorpiões e baratas, e deitar-se, e fazer amor, um soluço convulso a procurar evasivas nos sinais do corpo e a afastar-se e reaproximar-se, afastar-se e reaproximar-se em cadências / *da língua obscena do lagarto a encarar o cão* /, de suspiros e gemidos mal contidos, e logo nós dois em apuros de acalentos desajeitados e fugazes, engolidos pelas baforadas de calor excessivo do dia, apenas a quentura excessiva, todo o resto em escassez. "O que faço da vida?", pergunto-me. Ele pensa que não sofro com o olhar de animal pedinte abandonado que ele atira sobre mim, esperando pelo osso roído de uma atitude, quando o que sinto é apenas compaixão pelo amor que ele também pode ter e pelo qual diz sofrer, enquanto o sexo sem prazer do dia anterior ainda escorre pelos meus lábios, e eu a dissimular saudades para que meu filho não desconfie mais ainda da confusão sentimental em que me encontro e que não me deixa alternativa, a não ser me doar ao desejo dele nesses dias e noites de calor sufocante; o corpo balançando no vai e vem desordenado. E desordenando o pensamento, como se ele soubesse o que é vir de uma família com um marido ausente cronicamente, e uma mãe admirável, que se exauriu e murchou como uma fruta até se tornar um bagaço de gente pelo amor à filha. Se hoje, graças a Deus, tenho o que tenho, é minha própria vontade, e o que eu preciso, talvez, seja mais tempo. Tenho um filho que, afinal de contas, é um bom companheiro e filho, e tenho o homem que de mim sabe mais do que qualquer outro, e para quem eu me desnudei, e ele viu os escaninhos do meu sexo com olhar de fome e sorveu prazer dos meus seios e emaranhou a língua na minha e me penetrou até o âmago do meu ser, arrancando gemidos da aridez pudica que era minha vida, e me ofertando do seu jeito o amor de que precisava. Como não morrer de remorso, quando a mão dele me procura, e a mão do outro era lisa como a de uma mocinha, minha filha, que eu juro não vai passar pela mesma ausência tão clara como uma terceira pessoa, que era a ausência do meu pai, e nem vai testemunhar o sofrimento da mãe dela, envolvida como uma adolescente em fantasias amorosas com um homem, "que tristeza", que aos quarenta anos brinca de jogos sanguinários com cães desesperados de fome e medo, e que vê nisso uma filosofia qualquer, como em tudo, desde o mais miúdo acontecimento / *uma pluma cinza boiando no ar parado da tarde* / até vislumbres metafísicos a respeito do sofrimento de um modo geral e, particularmente, o nosso. Que nada sabemos do resto do mundo há anos, e que tem satisfação em constranger os outros em nome da vaidade que as coisas que ele leu em almanaques vagabundos, e certamente não viveu, formam nele e entranham-se nele como uma couraça defensiva, e é isso mesmo a defesa dele, através das poucas palavras dele, as palavras dele arrogantes, deixando na gente sempre um quê de inferioridade por não alcançar o que ele quer dizer; e ainda presume as minhas defesas, e sequer teme a maior de todas as defesas que é Deus. "É isso que eu quero pra mim?", pergunto-me, perdendo a adaptação a essa vida de merda, o que, a duras penas, eu conquistei, como se eu ou qualquer outra mulher fôssemos viver de amor, do amor que escorre das lágrimas do palavreado bonito, e disso que escorre como uma menstruação pelo meu sexo e se aglutina nos meus pelos e em breve se transformará numa química de cheiro irritante e visco, que nada tem a ver com aquele arfar desesperado de dentes acavalados do meu marido sobre mim, uma mocinha como minha filha de empréstimo, e com o prazer que eu esperava, como ele diria, "redentor". Redentor de quê? Como um fragmento da eternidade ao alcance da mão, do coração, da minha vagina. Olhando bem essa espuma quente das cinzas, enovelando-se como um réptil nos meus tornozelos, onde despontam os pelos decepados à giletes cegas há dezenas de dias, eu sinto que não quero e não vou abrir mão da minha vida. Afinal, é a minha vida, minha vida, por causa de uma incerteza tamanha e melancólica, que é o outro, e que vai e vem como essa cobra volátil nos meus tornozelos. É preciso ser sincera comigo pra dizer que eu não o amo e que, talvez, ele chame de covardia isso, e fique depois impregnado desse papel que ele gosta tanto que é o de refugiar-se ensimesmado numa casa invadida, ele com a filha. Bem poderia ser minha filha também a me evitar pra que não sofra o que ele chama ou acusa em mim de torpor ou má vontade, e disse: "Se interpreta como evitação, é porque não entendeu nada". Que deveria haver reciprocidade no amor, senão não seria amor e, sim, masoquismo, ou falta de amor próprio, ou algo indefinido, uma espécie de procura. E ele espera que eu diga o quê? Que osso espera que eu atire até ele com aquela cara, a mesma cara do cão desamparado? Eu não digo nada, simplesmente porque não tenho o que dizer, tendo de ouvir dele sempre e sempre que estou com medo de não me reconhecer mais, e não digo nada porque o indizível é inútil de ser pronunciado, e porque não há palavras suficientes, ditas por mim, que aplacarão a dúvida do que ele já sabe, que eu não o amo. Ó, tristeza, chega disso, chega de caminhar nessa areia, cujos grãos nos esperam pacientemente e nos lembram ao que tornaremos. Um banho de chuva me renovaria a alma e, quem sabe, eu não tenha um orgasmo redentor na lascívia escorregadia da água fria da chuva em insinuações delicadas, porém resolutas, enquanto ouço do meu marido "eu te amo" deslizando pela minha orelha, colo, ombros, mamilos, umbigo, vagina, coxas e pés, até diluir-se no único amor em que tudo era possível, mas que não passou de uma rememoração moribunda a descer-me pelas pernas compridas. "Olhe, senhor, perceba que é por você menos do que por sua filha que lhe entrego essa água; por confiar mais nela do que no senhor, e é por meu filho, a que todos despejam risadas impacientes para precaverem-se de sua própria feiura". Meu filho, a cara do pai, e as mãos enormes, porém delicadas, encarapitado nos umbrais das casas, amedrontado, e eu a dizer-lhe do meu amor e que dias melhores estariam por vir. De soslaio, o vulto a espreitar nossos corpos em arrulhos abafados, e o homem como um réptil, enovelando-se no meu corpo, uma cobra a penetrar-me as vísceras, e meu filho empoleirado de cócoras, o fedor de merda a denunciá-lo .

Meu coração desanuviava-se desses infortúnios para logo em seguida mágoas turvarem meu espírito novamente, e você com o cão a farejar seus passos a distância, segura de não ser morto e pagar pelo erro de um de sua espécie que se alimentara de uma criancinha, em desespero de fome e raiva e, quando deram pelo fato ominoso, o cão a arrancar-lhe tiras de carne do tronco. De certo, ninguém o viu verdadeiramente nessas artes endiabradas, mas elegeram-no como bode expiatório de notável horror. Há alguns anos, havia crianças nascidas sob o efeito de privações pavorosas da desidratação e da alimentação onívora tomada ao pé da letra, pois comíamos tudo que se movimentasse, e qualquer semente ou baga, e só não partilhávamos o alimento com lombrigas porque os vermes morriam em penúria em nós, mas não nos cães, as barrigas abauladas, dobradas num arco de costelas salientes, e vértebras pontiagudas, a balançar-se como que prenhes todos eles. As crianças nascidas, sufocadas pela miséria absoluta, dispensadas da vida antes mesmo de saberem-se vivas. Puérperas a afugentar os cães com pedaços de pau e ferros em formas de haste, em meio a alaridos histéricos. Daí transcorria seus homens a atirarem pedras nos animais em agrados dementes às suas senhoras, ou mesmo sem sequer saber por que o faziam. Tudo foi muito pior quando a criança foi encontrada com as costas lanhadas por mordidas, e as tiras de carne pendentes da boca do cão marcadas a fogo na lembrança das pessoas e inchando fantasias, levedo de ódios deslocados. E os cães perseguidos, e pouco tempo depois, recém-nascidos malformados, sendo largados pelos maridos das puérperas em recessos de rocha, com zelo e precauções de ourives e, depois, simplesmente atirados em qualquer canto e de qualquer jeito submersos em fuligem negra. As asas de abutres excitadas em sobrevoos de ronda incansável, precisos e melindrosos, até pousarem sobre as carnes macias das crianças e a bicarem-se em disputas instintivas por retalhos maiores, e fartarem-se. Nuvens espessas de poeira erguendo-se pelo alvoroçar de asas, e ninguém a prantear as criancinhas. Os cães revoltados pela incongruência dessa atitude excessivamente humana diante de problemas insolúveis, nada podendo fazer, e muitos, do alto de outeiros escalpelados, acompanhavam emudecidos, deitados, o focinho sobre as patas, orelhas em coro cênico de rápidos movimentos de espanto às moscas desapiedadas na insistência monótona de povoar feridas e, de si para si, a refletir. A morte, eu pensava, a fim de atenuar sua inexorabilidade, traz entre as mortalhas gastas de penitente das rotinas ingratas, como a de nos subtrair a vida e deixar-nos perecer à fome dos vermes, uma possibilidade infinitamente pequena de rendição, que é quando nos damos conta das contendas não resolvidas, dos arrependimentos impronunciáveis, dos amores nunca declarados e outras tantas lacunas, tão numerosas em alguns, que os tornam ocos, e a outros torna-os malhas de rede, mais ou menos esburacadas, onde se prendem ilusões, como as cinzas levianas, logo desfeitas pelas brisas do acaso, mas todos, indelevelmente, inconclusos. Mesmo um cão iludia-se sobre essa traição à inteligência maquinada pela morte, de que num segundo derradeiro vislumbraríamos a misericórdia, a paga por uma vida errante e de buscas, e então deitaríamos em paz sobre os braços indulgentes da eternidade. No entanto, o que víamos nessa última réstia de luz senão a espera? Porque não se faz outra coisa a não ser esperar, pensou o cão. Devido a isso, muitos sonhos a preencher vazios na alma, o maior deles a falta de pertença a alguém. Eu, sem mãe diante da qual pudesse reconhecer um sinalzinho idêntico, um trejeito imitado, o mesmo timbre da voz, a mesma textura dos cabelos ou uma personalidade tão parentalmente arraigada, que muitos diriam "olhem só, é a réplica da mãe"; eu, com uma mãe de leite de quem sorvi goles de vida e fiz murchar, esgotando o viço e a doçura da maturidade, tornando-a um bagaço, resíduo da mulher que ela poderia ter sido; e eu com o pai, os olhos chorosos a percorrer errantes distâncias em mim, vagueando, ele mesmo, imerso em sonhos, eclipsado por apetites de mim. Ou isso ou uma sensação de que fosse assim, como saber sem que ele me dissesse? Eu menos atoleimada com o passar do tempo, e o pai, palavras em redemoinhos, agitadas pelos pensamentos obstinados, um zelo excessivo como diante de um vaso raro a definhar qualquer agitação da vontade, tal como devem ser sufocações de éter volatilizando a consciência nas noites de frio cortante e durante o calor modorrento das tardes sem fim, a frouxidão de minhas vontades, o arreamento das defesas. Eu, quase uma mulher, e o pai a perscrutar modificações em mim, no meu corpo, sem nunca ter menstruado por sempre grávida de sonhos, cujas palavras remastigadas maçantemente, a sobra de um hífen entre os dentes, entre nós, tanto a unir como a separar, eu-o pai, ou isso ou uma impressão de que era assim, o abismo na alma e, lá no fundo, um eco, como disse, a gritar procuras pelo pai e, depois dele, o velho a dar-me o que o pai não poderia. O pai em vigílias de receio exagerado, até o dia em que o cão a delatar-me sem querer. Quantas vezes eu rezei à surdez do universo? O cão a amar-me mais do que qualquer outra criatura e, por isso mesmo, não era necessário que o universo o perdoasse, uma vez que eu já o havia perdoado desde sempre; o pai em trejeitos de prestidigitador, escamoteando situações a fim de que não encontrasse o velho em investidas de rapinagem a roubar-me a paz e a larvar meu desejo: um buraco corroído em mim, em prenhez de gritos e, mais além, o buraco, uma cova onde deitara-se a mãe, e depois o cão, e depois o velho. A mesma argila seca a mastigar corpos e cuspir ossos empoeirados em arrotos bafientos, e onde nos estenderemos ao comprido, arranjados em colchas de terra, como imaginei o pai deitado em sono indolor, depois de tragos de água decantada de impurezas grosseiras e acrescentado um tóxico aveludado e insípido no líquido, para que me deixasse sossegada por uns dias, mas os ditames do imponderável, o oroboro fatídico, eu a morder minha própria cauda, em eterno arrependimento a velar a falta do velho. Culpando-me ora por isso, ora por aquilo, por questões infinitesimais, uma espécie de liturgia toda vez que em frente à perquirição demasiada do pai, como se fosse um cão, ele também, em tentativas de farejar feromônios em mim e a aplicar-me golpes de ressentimento pela minha ambivalência em relação ao pai. Os olhos suplicantes do cão, e eu a me punir por não entendê-lo. O velho a entender-me e a dar vazão a impulsos desconhecidos em mim e, no fundo, talvez, o velho, o pai, e este o amante a abalar-me em dificuldades de decifrar as garatujas do amor. Quem, enfim, amou-me? O velho, em momices de pregador, em tateios de usura sobre mim, ou o pai, inepto nas artes do amor fraterno, ensimesmado, a margear a vida, cedendo ao peso da coluna esfarelada pelos carcomas da dor e das suposições contínuas. E, precisamente aqui, pergunto-me se teria sido uma abstração imagética; mas o que imprimiria na pele o movimento repentino de calor a varrer dos poros camadas de indiferença ajuntadas anos a fio? O que seriam os humores em exaltação de matérias gelatinosas escorrendo pelas pernas, como a me espremer numa mó de deleites. O meu sumo, um fio viscoso entre meus dedos contra a luz? A minha alma reduzida, prensada pelo gozo do calor humano, destilada em movimentos oscilantes e a gotejar contrastes entre realidade e fantasia? O velho ou o pai, empoleirados sobre mim, a bicarem-me as carnes flácidas. A clava erguida e, num golpe, o ferimento do cão, a lamber-me as mãos atribuladas e a lembrar-me de algo vagamente familiar e aconchegante. O velho, no recuo desfaçado do pai, a mesma evasão dos olhos; teria sido somente uma distração do espírito? Mas o que é isso a sacudir-me as carnes? Sim, jamais saberia das fronteiras entre o fantástico mundo das sensações perfeitas, concatenadas com o ritmo do ato e a crueza insípida da realidade. O mundo que conhecia desde sempre aparecia em disposições irreais, comparado às gravuras ressequidas e descoradas dos poucos livros a que tive acesso em representações do mundo de antes, monotonamente ordenado em linhas quadradas de vidro e ferro, e por onde aprendi a ler, incentivada pela mulher pernalta, ela mesma investida de conhecimentos broncos, ambas moendo horas e juntando cuidadosamente os fragmentos dos dias em letrinhas alinhadas no sobressalto de formar frases aleijadas, primeiro incompreensíveis, mais tarde repletas de sentidos, que é uma peculiaridade das palavras, sempre a dizerem mais do que querem dizer e, se as palavras são assim, diga-me das pessoas, elas também trituradas pelas horas, e a sobrar delas amontoados de lembranças a se alinharem em linhas igualmente tortas, e a comporem melodias, biografias inacabadas, a maioria, inaudíveis ou ilegíveis ou sequer notadas por quem quer que seja. O encontro de duas pessoas, sob certas condições, sobreposição de notas ou letras e, até harmonizarem-se, uma cacofonia, desejos entrelaçados a perfurar armaduras de concreto, como trepadeiras. O pai na ausência da mãe. Se ao menos a mulher apoiada em pernas de ema a chamar-me filha. Se vi no reflexo incandescente das latarias parcialmente descamadas pela oxidação a deformação da visão em lampejos adivinhatórios, como faziam os antigos com as nuvens, vi também no semblante do pai um caleidoscópio a modificar formas e traços, a sobrepor impressões, entremear significados e, de repente, o pai envelhecido. O velho. O pai. Diga-me, de quem são os olhos cansados, de um azul prestes a levitar-se em nuvens lacrimosas? De quem é a pele endurecida das mãos e de onde verte timidez em forma de umidade pegajosa, em antecipações de turbulências climáticas? De quem é o corpo confundido com o meu na atmosfera soporífera de tardes suarentas e colantes, a nos deter em armadilhas de insetos sobre lençóis imundos? De onde vêm os dias em febres, a nos lançar em delírios plácidos, a retina queimada por explosões de luz a espocar aqui e ali, por entre os eczemas de ferrugem e sujeira trincados sobre nossos corpos?

Por favor, diga-me, antes do sono arriar minha vontade e me deixar desvanecer, perdida para sempre em meio aos eflúvios eternos de calor.